食道癌
診療ガイドライン 2022年版

Guidelines for Diagnosis and Treatment of Carcinoma
of the Esophagus 2022

特定非営利活動法人 日本食道学会 ｜ 編
The Japan Esophageal Society

<協力団体>

日本胃癌学会，日本癌学会，日本がん看護学会，日本がんサポーティブケア学会，日本癌治療学会，

日本緩和医療学会，日本気管食道科学会，日本胸部外科学会，日本外科代謝栄養学会，

日本集中治療医学会，日本消化管学会，日本消化器外科学会，日本消化器内視鏡学会，

日本消化器病学会，日本頭頸部癌学会，日本内視鏡外科学会，日本病理学会，

日本放射線腫瘍学会，日本麻酔科学会，日本リハビリテーション医学会，日本臨床栄養代謝学会，

日本臨床腫瘍学会，日本臨床腫瘍薬学会，日本臨床心理士会（五十音順）

金原出版株式会社

第 5 版 理事長 序

2002 年に食道癌治療ガイドラインが磯野可一会長，杉町圭蔵委員長のもとに発刊され，2007 年には食道癌診断・治療ガイドラインと名前を変えて幕内博康会長，桑野博行委員長，2012 年には安藤暢敏理事長，桑野博行委員長にて第 2 版，第 3 版が作成された。2017 年には食道癌診療ガイドラインと名前を変えて松原久裕理事長，北川雄光委員長のもとで第 4 版が作成され，今回 5 年の期間をおいて再び北川雄光委員長のもとで第 5 版が作成される運びとなった。

診療ガイドラインの進化はその名称だけではなく，その制作方法も初期のテキストスタイルからエビデンスに基づくものへと，また治療アルゴリズムとそれに付随するクリニカルクエスチョンに対するシステマティックレビューを中心とした記載へと進化している。この第 5 版では患者代表がガイドラインの作成に参画していることも特筆すべきである。

この間，学会自体も法人化し，日本医学会に加盟し，開かれた社会的責務の大きいものへと成長している。その最も象徴的なものがこの診療ガイドラインである。診療ガイドラインは学会員だけではなく，年間 2 万人を超える食道癌患者の診療にあたる医療関係者さらには食道癌患者や家族のよりどころとなるものであり，その存在意義と社会的責務はある意味では学会の存在を超えた大きなものであると言える。

食道癌は代表的な難治がんであるが，高難度な手術，放射線や薬物療法への感受性，重要な周辺臓器，そして高齢かつフレイルなど，病態は極めて多様であり，画一的なガイドラインがなじみにくい癌であるかもしれない。しかし，病態が多様で治療の選択に難渋すればこそ，ガイドラインの記載が重要になってくると言える。本書が臨床の現場でより多くの関係者の役に立つことを期待している。

末筆ながら，作成を担当された食道癌診療ガイドライン検討委員会北川雄光委員長はじめ委員の先生方，そしてシステマティックレビューチーム，患者代表，他多くの協力者の皆様に深謝いたします。

2022 年 9 月

日本食道学会

理事長　土岐祐一郎

食道癌診療ガイドライン【第5版】
発刊にあたって

　2002年に「食道癌治療ガイドライン」が発刊されてから20年が経過し，第4版からは「食道癌診療ガイドライン」と名称を変更して，今般，第5版を発刊する運びとなりました。第4版に続いて検討委員会委員長を務めさせていただき，多くの皆様のご尽力とご支援により本版を皆様にお届けできますことを大変光栄に存じております。

　前版第4版では，その時点で推奨されるガイドライン作成手順に極力準拠して作成することを心がけました。新たに臨床病期別の詳細な治療アルゴリズムを策定するためにアルゴリズムの分岐点に関与する重要なClinical Question（CQ）を抽出しました。診療ガイドライン検討委員会とは独立したシステマティックレビュー（SR）チームによるレポートに基づいてCQ推奨文を作成し，診療ガイドライン検討委員による無記名投票結果を記載することより客観性，透明性のあるガイドライン策定を行うなど大幅な策定方針変更を行い一定の評価をいただきました。

　本版第5版では，患者さんの立場に立った益と害のバランスをさらに重視するために，CQ策定において患者さんにも加わっていただき議論を重ねました。第4版では，16の関連学会の皆様に協力学会として加わっていただき，ほぼ完成に近づいた診療ガイドライン草案に対するご意見を頂戴しました。今回の第5版ではさらに8学会に加わっていただき，計24の協力学会の皆様に最終段階ではなくCQ策定段階から貴重なご意見をいただきながら作業を進めることと致しました。そうした意味では，本診療ガイドライン作成過程においてより広く様々な角度から食道癌診療のあり方を見つめ直すことができたと考えております。

　さて，診療ガイドラインは作成方法や記載内容だけでなく，ガイドラインによって実臨床がどのように変化したかが最も重要な評価対象であると考えています。そこで本委員会では，2019年10月，2020年1月にその時点における重要なQuality Indicator（QI）31項目を策定し，その実施状況調査をNational Clinical Database（NCD）食道癌全国登録施設を対象に行いました。本版ではその結果を収載し，QI実施状況が本版発刊後にどのように変化するかをしっかりと注視して参りたいと存じます。

　診療ガイドラインは時代とともにそのあり方も変化します。したがって理想形，完成形を求めることはほぼ不可能であると考えます。そうした観点では，私たち本診療ガイドライン検討委員会委員は現時点でのベストを尽くせたと考えております。

　最後に，本診療ガイドライン作成にご尽力いただいた全ての皆様に感謝の意を表し，食道癌診療に関わる臨床医の皆様を通じて，食道癌患者さんの益に少しでも貢献できますよう願って発刊に際してのご挨拶とさせていただきます。

2022年9月

日本食道学会　食道癌診療ガイドライン検討委員会

委員長　北 川 雄 光

目　次

第I章　本ガイドラインの概要　　　1

第II章　疫学・現況・危険因子　　　7

第III章　食道癌治療のアルゴリズムおよびアルゴリズムに基づいた治療方針　　　13

第IV章　内視鏡治療　　　55

食道癌治療のアルゴリズム一覧（取扱い規約第12版に基づく）

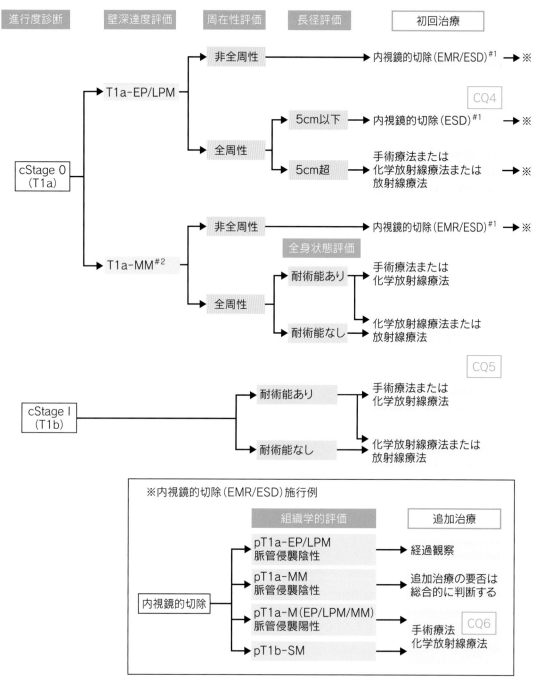

#1 切除周在が 3/4 周以上の場合は狭窄予防
#2 T1b-SM1 が T1a-MM と鑑別ができない場合は同様に扱う
※内視鏡的切除（EMR/ESD）施行例は消化器内視鏡ガイドライン参照

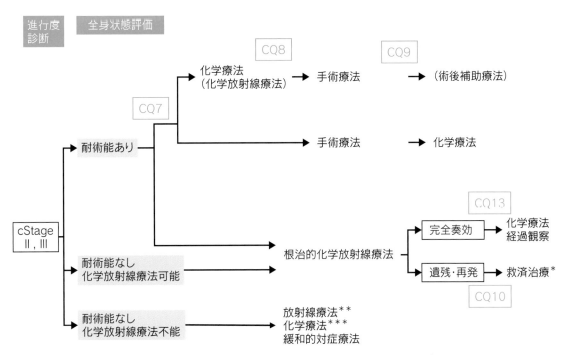

進行度
診断　全身状態評価

CQ8　　　CQ9

化学療法
（化学放射線療法）　→　手術療法　→　（術後補助療法）

CQ7

耐術能あり　　手術療法　→　化学療法

CQ13

完全奏効　→　化学療法
経過観察

cStage
Ⅱ，Ⅲ

耐術能なし
化学放射線療法可能　→　根治的化学放射線療法

遺残・再発　→　救済治療*

CQ10

耐術能なし
化学放射線療法不能　→　放射線療法**
化学療法***
緩和的対症療法

*：内視鏡的切除，手術　　**：腎機能低下症例，高齢者など　　***：放射線照射歴のある患者など

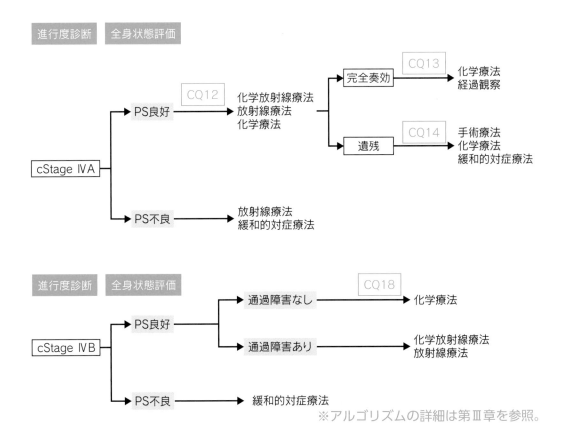

進行度診断　全身状態評価

CQ13

完全奏効　→　化学療法
経過観察

CQ12

PS良好　→　化学放射線療法
放射線療法
化学療法

CQ14

遺残　→　手術療法
化学療法
緩和的対症療法

cStage ⅣA

PS不良　→　放射線療法
緩和的対症療法

進行度診断　全身状態評価

CQ18

通過障害なし　→　化学療法

PS良好

通過障害あり　→　化学放射線療法
放射線療法

cStage ⅣB

PS不良　→　緩和的対症療法

※アルゴリズムの詳細は第Ⅲ章を参照。

略語一覧

ADL	Activities of Daily Living	日常生活動作
APC	Argon Plasma Coagulation	アルゴンプラズマ凝固療法
ASCO GI	American Society of Clinical Oncology Gastrointestinal Cancers Symposium	
BLI	Blue Laser Imaging	
BMI	Body Mass Index	
CF		シスプラチン＋5-FU
CI	Confidence Interval	信頼区間
CPS	Combined Positive Score	
CTCAE	Common Terminology Criteria for Adverse Events	有害事象共通用語規準
DCF		ドセタキセル＋シスプラチン＋5-FU
EGFR	Epidermal Growth Factor Receptor	上皮成長因子受容体
EMR	Endoscopic Mucosal Resection	内視鏡的粘膜切除術
EUS	Endoscopic UltraSonography	超音波内視鏡
GERD	Gastro Esophageal Reflux Disease	胃食道逆流症
HR	Hazard Ratio	ハザード比
MSI-H	MicroSatellite Instability-High	高頻度マイクロサテライト不安定性
NBI	Narrow Band Imaging	狭帯域光観察
NCD	National Clinical Database	
OR	Odds Ratio	オッズ比
PDT	PhotoDynamic Therapy	光線力学療法
PICO	Patient, Intervention, Comparison, Outcome	
RR	Risk Ratio	リスク比
RT	Radiotherapy	放射線療法

本ガイドラインで引用されている主な臨床試験

略称	正式名称	引用ページ
AspECT	Esomeprazole and aspirin in Barrett's oesophagus：a randomised factorial trial	126
ATTRACTION-3	Nivolumab versus chemotherapy in patients with advanced oesophageal squamous cell carcinoma refractory or intolerant to previous chemotherapy：a multicentre, randomised, open-label, phase 3 trial	49, 51, 89
CheckMate 577	Adjuvant nivolumab in resected esophageal or gastroesophageal junction cancer	34, 87
CheckMate 648	Nivolumab combination therapy in advanced esophageal squamous-cell carcinoma	47
COSMOS	局所進行食道癌に対する Docetaxel, Cisplatin, 5-FU 併用導入化学療法の臨床第Ⅱ相試験	43
CROSS trial	Preoperative chemoradiotherapy for esophageal or junctional cancer	87
JCOG0303	局所進行胸部食道がんに対する Low Dose Cisplatin/5-FU・放射線同時併用療法と Standard Dose Cisplatin/5-FU・放射線同時併用療法のランダム化第Ⅱ/Ⅲ相試験	40, 42, 43, 92, 93
JCOG0502	臨床病期Ⅰ（clinical-T1N0M0）食道癌に対する食道切除術と化学放射線療法同時併用療法（CDDP＋5FU＋RT）のランダム化比較試験	24, 56, 90, 92, 93
JCOG0508	粘膜下層浸潤臨床病期Ⅰ期（T1N0M0）食道癌に対する内視鏡的粘膜切除術（EMR）と化学放射線併用治療の有効性に関する非ランダム化検証的試験	26, 56, 90
JCOG0909	臨床病期Ⅱ/Ⅲ（T4 を除く）食道癌に対する根治的化学放射線療法＋/－救済治療の検証的非ランダム化試験	29, 30, 35, 91, 92, 93
JCOG1109	臨床病期ⅠB/Ⅱ/Ⅲ食道癌（T4 を除く）に対する術前 CF 療法/術前 DCF 療法/術前 CF-RT 療法の第Ⅲ相比較試験	29, 32, 87, 88, 91
JCOG1314	切除不能または再発食道癌に対する CF（シスプラチン＋5-FU）療法と bDCF（biweekly ドセタキセル＋CF）療法のランダム化第Ⅲ相比較試験	47
JCOG 1406A	臨床病期Ⅱ/Ⅲ食道癌（T4 を除く）を対象とした術前化学療法＋食道切除術と根治的化学放射線療法の全生存期間の比較に関する研究 〜 JCOG9906 と JCOG9907 との統合解析〜	29
JCOG1409	臨床病期Ⅰ/Ⅱ/Ⅲ食道癌（T4 を除く）に対する胸腔鏡下手術と開胸手術のランダム化比較第Ⅲ相試験	62

第I章 本ガイドラインの概要

1 本ガイドラインの目的

　本ガイドラインの主要な目的は，一般臨床医が食道癌（上皮由来食道悪性腫瘍を対象とし，その他の非上皮性食道悪性腫瘍，転移性食道悪性腫瘍は含まない）診療を行う際に診療方針の決定に関する情報を提供することである。さらに食道癌診療に携わる医師以外の医療従事者，患者およびその家族にも食道癌診療の概要を理解するための一助とすることである。また，本ガイドラインに記載された情報を共有することにより，医療者と患者およびその家族が相互理解の上で食道癌診療を行うために資するガイドラインとする。

2 対象利用者

　本ガイドラインの主要な対象利用者は，一般臨床医，食道癌診療を専門とする医師である。食道癌診療に携わる医師以外の医療従事者，患者およびその家族にも参考となる情報を提供する。

3 対象とする患者

　本ガイドラインの対象とする患者は，成人の食道癌患者およびバレット食道患者である。人口の高齢化に伴い，食道癌患者も高齢化が進んでいるが，本ガイドラインのエビデンスとなる多くの臨床試験が75歳以下を対象としているため，76歳以上の高齢者に対して本ガイドラインを適用する場合は，注意が必要である。

4 利用上の注意

　本ガイドラインは日本における保険診療の範囲内で標準的な診療を行うためのガイドラインである。日本を含む東アジア諸国に多い食道扁平上皮癌を対象として得られたエビデンスをより重要視し，欧米の主に食道腺癌を対象として得られたエビデンスについては，その背景や治療適応に注意しながら検討した。

　ガイドラインは，標準的な診療を行うための指針であり，診療行為を強制するものではない。とくに治療に際して高度の侵襲を伴い，治療設備（内視鏡治療機器，外科手術機器，放射線治療設備，集中治療室など），人的資源（集学的治療チーム）を必要とする食道癌診療において，患者状態や施設の状況に応じた個別的な診療方針が決定されるべきである。したがって，診断と治療の結果に対する責任は，直接の診療担当者に帰属し，本ガイドライン策定に携わった学会および個人に帰属しない。

佐藤　　弘	佐野　淳一	柴田　智隆	島田　理子
白石　　治	杉村啓二郎	宗田　　真	竹林　克士
竹村　雅至	田中　晃司	角田　　茂	豊住　武司
中川　　悟	中島　康晃	中村　　哲	新原　正大
西江　裕忠	野中　哲生	野村　基雄	羽田　綾馬
馬場　祥史	濱田　健太	林　　義人	早瀬　　傑
平田　賢郎	平野　佑樹	廣中　秀一	松浦　記大
松谷　　毅	眞柳　修平	三村　耕作	村上健太郎
百瀬　洸太	森田　　勝	森本　洋輔	山下公太郎
山本　　駿	由雄　敏之	吉田　直矢	脇　幸太郎

（五十音順）

■ガイドライン作成協力員

　　　　　川田三四郎　　　曽根田　亘

■ガイドライン評価委員会委員

委員長	大幸　宏幸	国立がん研究センター中央病院食道外科
副委員長	神宮　啓一	東北大学大学院医学系研究科放射線腫瘍学分野
	有馬美和子	上尾中央総合病院消化器内科
	石倉　　聡	東京ベイ先端医療・幕張クリニック腫瘍放射線科
	上野　正紀	虎の門病院消化器外科
	掛地　吉弘	神戸大学大学院医学研究科外科学講座食道胃腸外科学分野
	野間　和広	岡山大学大学院医歯薬学総合研究科消化器外科学
	原　　浩樹	埼玉県立がんセンター消化器内科
	宮田　　剛	岩手県立中央病院消化器外科
	安田　卓司	近畿大学医学部外科学教室上部消化管部門
	矢野　友規	国立がん研究センター東病院消化管内視鏡科

（五十音順）

■作成団体

日本食道学会

■協力団体

日本胃癌学会，日本癌学会，日本がん看護学会，日本がんサポーティブケア学会，日本癌治療学会，日本緩和医療学会，日本気管食道科学会，日本胸部外科学会，日本外科代謝栄養学会，日本集中治療医学会，日本消化管学会，日本消化器外科学会，日本消化器内視鏡学会，日本消化器病学会，日本頭頸部癌学会，日本内視鏡外科学会，日本病理学会，日本放射線腫瘍学会，日本麻酔科学会，日本リハビリテーション医学会，日本臨床栄養代謝学会，日本臨床腫瘍学会，日本臨床腫瘍薬学会，日本臨床心理士会（五十音順）

■文献検索
日本医学図書館協会

6 診療ガイドライン作成方法

1）スコープ作成

今回ガイドライン改定にあたっては，下記項目を課題として取り上げた。

（1）作成基本方針

2018年4月，第1回食道癌診療ガイドライン検討委員会において，第5版策定に向けた基本方針を審議した。前版から取り入れた食道癌診療全体を俯瞰するアルゴリズムおよび臨床病期ごとの細かい治療アルゴリズムを踏襲した。実地臨床において判断が求められるアルゴリズムの分岐点に関連したClinical Question（CQ）を抽出することとした。

（2）改訂に伴うガイドラインの大きな変更点

- ・協力団体から他職種を含む代表者および患者団体の代表者にガイドライン検討委員会に参加していただき，多角的な意見を反映させた。
- ・ガイドラインの普及率を調査するQuality Indicator（QI）研究およびCQのもととなる調査研究として全国アンケート調査を行った。
- ・食道胃接合部癌に関するCQを日本食道学会と日本胃癌学会が合同で作成し推奨を示した。
- ・cStage ⅣBに対するアルゴリズムで推奨される化学療法レジメンを示した。
- ・システマティックレビューアーを公募した。

（3）ガイドライン作成方法論について

公財）日本医療機能評価機構EBM医療情報部（Minds）出版のMinds診療ガイドライン作成マニュアル2017および2020を参考にした。

2）CQ作成と文献検索

第4版で掲載された41個のCQを再検討し，既に標準治療となっているCQはガイドライン本文に記載し第5版のCQからは外した。新たに臨床上重要課題をCQに加え第5版では39個のCQとした。CQからキーワードを抽出し，2000年1月〜2020年8月の文献を対象として，系統的文献検索は日本医学図書館協会に依頼した。英語論文はPubMed, Cochrane Libraryを，日本語論文は医中誌Webを用いた。

具体的なキーワードと検索結果は，詳細版に記載した。

さらに，系統的検索では収集しきれなかった論文および2020年9月以降の論文についても，SRチーム，作成委員の情報等をもとに適宜ハンドサーチにて取り上げた。

（1）採用基準

成人の食道癌患者を対象とした論文で，原則としてランダム化比較試験や観察研究を採用した。ただし，設定アウトカムの内容によっては，症例集積研究も積極的に採用。

日本語と英語論文のみを採用した。

専門家のレビューや他国のガイドライン等は，参考資料として内容を詳細に検討したが，エビデンスとしては用いなかった。

（2）除外基準

遺伝子研究や動物実験は除外した。

3）システマティックレビューの方法

　各CQについて「益」と「害」のアウトカムを抽出し，重要度を提示した。検索された論文を対象に一次，二次スクリーニングを行い要約し，研究デザインの分類に加え論文として偏りを判定した。「益」と「害」のアウトカムごとに個々の論文を総合してエビデンス総体として，Minds診療ガイドライン作成マニュアル2017および2020に基づきエビデンスの強さ（確実性）を決定した（**表1**）。

表1：エビデンス総体のエビデンスの強さ（確実性）

A（強）：効果の推定値が推奨を支持する適切さに強く確信がある
B（中）：効果の推定値が推奨を支持する適切さに中程度の確信がある
C（弱）：効果の推定値が推奨を支持する適切さに対する確信は限定的である
D（とても弱い）：効果の推定値が推奨を支持する適切さにほとんど確信できない

4）推奨の強さの決定

　システマティックレビューの結果をもとにガイドライン作成委員が，推奨文案を作成し，推奨の強さを決定するためのコンセンサス会議（新型コロナウイルス感染症のためオンライン）を開催した。エビデンスの確かさ，患者の希望，益と害，コスト評価に基づいて推奨の強さを検討した。コンセンサス形成方法は，GRADE grid法に準じて，Google formを用いた無記名独立投票を行い70%以上の合意をもって決定した。1回目の投票で70%以上の合意が得られない場合は，協議を行って2回目の投票を行う予定であったが，第5版では全てのCQが1回目の投票で70%以上の合意が得られた。ただし委員会の検討により推奨度の決定が困難なCQと考えられた場合には，「現時点では推奨度を決定することはできない」の選択肢も含めて投票を行い，同様に70%以上の合意をもって決定とした。

　推奨の強さの表記方法は，
1. 行う，または行わないことを「強く推奨する」
2. 行う，または行わないことを「弱く推奨する」
の2方向×2段階の表示とした。

7　公聴会と外部評価

　2022年5月に日本食道学会ホームページ上で，ガイドライン草案を公開し，臨床医およびその他の医療従事者，患者からのパブリックコメントを求めた。

　パブリックコメントの内容に対しては，ガイドライン作成委員会で再度検討し，重要な項目については，再度SRを行って適宜加筆修正した。また，外部評価を行うためにガイドライン検討委員会とは独立したガイドライン評価委員会を設けている。

8　改訂について

　本ガイドラインは，出版後も，日本食道学会食道癌診療ガイドライン検討委員会を中心に，継続的に内容の検討や，広報，普及活用の活動を行う。おおよそ5年後の改訂を予定している。また，臨床試験の結果の判明，保険適用の改訂など医療状況の変化に応じて速報版を発表する。

9 広報普及に関する努力（予定を含む）

1）ガイドライン作成方法に関する工夫

フローチャートの工夫，投票率の記載など。

2）利用者への利便性の向上

書籍として出版，インターネットでの無料公開（日本食道学会，Minds，日本癌治療学会など），市民講座での講演，学会研究会での広報など。

10 利益相反（COI）と経済的独立性

1）利益相反（COI）申告

本ガイドライン検討委員会およびガイドライン評価委員会の構成員は，日本食道学会の規定にしたがって利益相反の自己申告を行った。日本食道学会理事会および倫理委員会は自己申告された利益相反の状況を確認した。

2）利益相反（COI）申告に基づく推奨決定会議での制限

① 自己申告した構成員がガイドライン作成の根拠となる論文の著者である場合（学術的COI），② 関連する薬剤や医療機器製造・販売に関与する企業または競合企業に関するCOIを有する場合（経済的COI）は，自己申告により推奨決定会議における投票に参加しないこととした。

3）当学会独自の学術的な偏りを防ぐ努力

複数の関連学術団体との協力体制を構築し，単独学術団体の学術的利益相反を避けることに努めた。

4）経済的独立性

本ガイドライン作成，出版に関する費用は日本食道学会が支出し，企業からの資金提供は受けていない。

第II章　疫学・現況・危険因子

要約　　わが国における食道癌の動態は，男性の罹患率が横ばい〜減少傾向にあり，女性の罹患率が横ばい〜極めて緩やかな増加傾向にある。死亡率は男女とも減少傾向にある。

現況として，性別では男性が多く，年齢は60〜70歳台が多い。占居部位は胸部中部食道に最も多く，組織型は扁平上皮癌が圧倒的に多い。また，同時性，異時性の重複癌が多いことが知られている。

危険因子として扁平上皮癌では喫煙・飲酒が挙げられる。一方で予防因子として野菜・果物の摂取が挙げられる。腺癌の危険因子として，欧米ではGERDによる下部食道の持続的な炎症に起因するバレット上皮がその発生母地として知られているが，わが国においては発生数が少なく明らかとなってはいない。

総論

1 罹患率・死亡率

地域がん登録全国推計によるがん罹患データをもとにした国立がん研究センターがん対策情報センターの集計によると，食道癌の罹患率（粗罹患率）は2015年の推計では男性で31.2人（人口10万人対），女性で5.9人（人口10万人対）であった。年齢調整罹患率は男性において近年横ばい〜減少傾向にあり，女性において近年横ばい〜極めて緩やかな増加傾向にある（**図1**）。

厚生労働省の人口動態統計によると2019年の食道癌死亡者数は11,619人（粗死亡率人口10万人対9.4人）であり，全悪性新生物の死亡者数の3.1％に相当し，粗死亡率は男性において15.9人（人口10万人対）で，肺，胃，大腸，膵臓，肝臓，前立腺に次いで高く，女性において3.2人（人口10万人対）で死因の10位以内には入っていない[1]。年齢調整死亡率は，男女とも減少傾向にある（**図2**）。

人口動態統計による癌死亡データならびにそれを用いた種々のグラフは，国立がん研究センターがん対策情報センター（http://ganjoho.jp/reg_stat/index.html）より入手可能である[1]。

[用語説明]

【罹患率】ある集団を設定し，その集団で一定期間に発生した罹患数を集団の人口で割ったもの。記載されたデータは地域がん登録全国推計によるがん罹患データ（1975〜2015年）をもとに国立がん研究センターがん対策情報センターにより集計された。

【年齢調整罹患率】人口構成が基準人口と同じだったら実現されたであろう罹患率。

【粗死亡率】一定期間の死亡数をその期間の人口で割った死亡率。

【年齢調整死亡率】人口構成が基準人口と同じだったら実現されたであろう死亡率。がんは高齢になるほど死亡率が高くなるため，高齢者が多い集団は高齢者が少ない集団よりがんの粗死亡率が高くなることから，集団全体の死亡率を，基準となる集団の年齢構成（基準人口）に合わせた形で求められる。基準人口として，国内では通例昭和60年（1985年）モデル人口（昭和60年人口をベースに作られた仮想人口モデル）が用いられる。

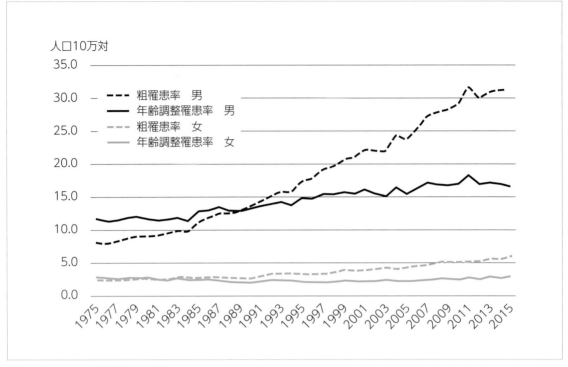

図1：食道癌の罹患率の年次推移
（データソース：地域がん登録全国推計値．出典：国立がん研究センターがん対策情報センター）

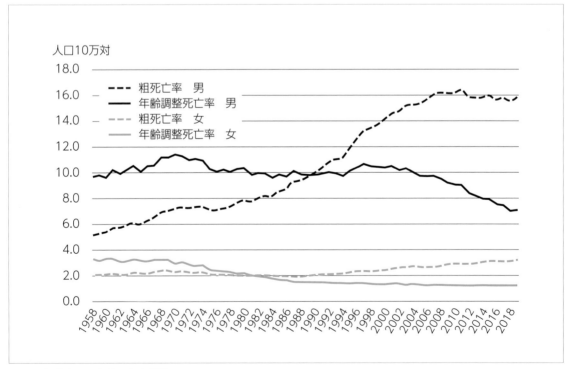

図2：食道癌の死亡率の年次推移
（データソース：人口動態統計（厚生労働省大臣官房統計情報部）．出典：国立がん研究センターがん対策情報センター）

2 わが国における食道癌の現況

わが国における食道癌の現況として，日本食道学会の全国調査（2013年治療2019年解析症例8,019例）[2]によると，性別では男女比が約5.4：1と男性に多く，年齢は60〜70歳台に好発し，全体の年代の約70%を占める。占居部位は，胸部中部食道が約47%と最も多く，次いで胸部下部食道（約28%），胸部上部食道（約12%），腹部食道（約8%），頸部食道（約5%）であった。組織型は扁平上皮癌が約86%と圧倒的に多く，腺癌がバレット食道癌を含めて約7%であった。治療法については，内視鏡治療を施行した症例が約18%，手術症例で食道切除をした症例は約61%，化学療法，放射線療法あるいは化学放射線療法を施行した症例が約51%であった。

3 危険因子

わが国における食道癌の危険因子は喫煙と飲酒である。わが国で約90%と頻度の高い扁平上皮癌では喫煙および飲酒が危険因子として重要であり，その両者を併用することで危険性が増加することが知られている[3-7]。健常人の喫煙については前版で，『CQ1-1 食道癌発生予防の観点から健常者が禁煙することを推奨するか？』に対して，システマティックレビューを行いその結果も踏まえて推奨文を【食道癌発生予防の観点から健常者には禁煙を強く推奨する】としており，それを否定する新たなエビデンスの報告がないため，今回のCQからは割愛した。また，前版では『CQ2 根治した患者に対しては禁煙と禁酒の継続を推奨するか？』の推奨を【食道癌を根治した患者に対しては禁煙と禁酒の継続を強く推奨する】としている。同様の理由で今回のCQからは割愛した。

飲酒については2009年10月にWHOのワーキンググループがアルコール飲料の摂取に伴うアセトアルデヒドをGroup 1のcarcinogenとしている[6]。また，アルコールやアセトアルデヒドの代謝能に関連する遺伝的要因が，飲酒のリスクを修飾することが報告されている[8]。健常人の飲酒については前版で推奨度が決定できなかったため，アジア人の多量飲酒者を対象として再度CQ2として検討を行った。

食生活において，栄養状態の低下や果物・野菜を摂取しないことによるビタミンの欠乏も危険因子とされ，緑黄色野菜や果物を摂取することによって予防因子となる可能性が示唆されていることから[9-11]，野菜・果物の摂取について新たにCQ1として取り上げている。

腺癌は，わが国では発生頻度は数%であるが，欧米で増加傾向にあり，約半数以上を占める。GERDによる下部食道の持続的な炎症に起因するバレット上皮がその発生母地として知られており，GERDの存在やその発生要因の高いBMI，喫煙などが発生に関与しているという報告がある[12-15]。わが国では，症例数が少ないため明らかなエビデンスは証明されていない。

参考文献

1) 国立がん研究センターがん対策情報センター，がん情報サービス
   http://ganjoho.ncc.go.jp/professional/statistics/index.html
2) Watanabe M, et al: Comprehensive registry of esophageal cancer in Japan, 2013. Esophagus. 2021; 18(1): 1-24.
3) Steevens J, et al: Alcohol consumption, cigarette smoking and risk of subtypes of oesophageal and gastric cancer: a prospective cohort study. Gut. 2010; 59(1): 39-48.

4) Sakata K, et al: Smoking, alcohol drinking and esophageal cancer: findings from the JACC Study. J Epidemiol. 2005; 15 Suppl 2(Suppl Ⅱ): S212-9.

5) Ishiguro S, et al: Effect of alcohol consumption, cigarette smoking and flushing response on esophageal cancer risk: a population-based cohort study（JPHC study）. Cancer Lett. 2009; 275(2): 40-6.

6) Secretan B, et al: A review of human carcinogens—Part E: tobacco, areca nut, alcohol, coal smoke, and salted fish. Lancet Oncol. 2009; 10(11): 1033-4.

7) Oze I, et al: Revisit of an unanswered question by pooled analysis of eight cohort studies in Japan: Does cigarette smoking and alcohol drinking have interaction for the risk of esophageal cancer? Cancer Med. 2019; 8(14): 6414-25.

8) Druesne-Pecollo N, et al: Alcohol and genetic polymorphisms: effect on risk of alcohol-related cancer. Lancet Oncol. 2009; 10(2): 173-80.

9) Freedman ND, et al: Fruit and vegetable intake and esophageal cancer in a large prospective cohort study. Int J Cancer. 2007; 121(12): 2753-60.

10) Yamaji T, et al: Fruit and vegetable consumption and squamous cell carcinoma of the esophagus in Japan: the JPHC study. Int J Cancer. 2008; 123(8): 1935-40.

11) Lagiou P, et al: Diet and upper-aerodigestive tract cancer in Europe: the ARCAGE study. Int J Cancer. 2009; 124(11): 2671-6.

12) Yousef F, et al: The incidence of esophageal cancer and high-grade dysplasia in Barrett's esophagus: a systematic review and meta-analysis. Am J Epidemiol. 2008; 168(3): 237-49.

13) Abnet CC, et al: A prospective study of BMI and risk of oesophageal and gastric adenocarcinoma. Eur J Cancer. 2008; 44(3): 465-71.

14) Lagergen J, et al: Symptomatic gastroesophageal reflux as a risk factor for esophageal adenocarcinoma. N Engl J Med. 1999; 340(11): 825-31.

15) Kubo A, et al: Body mass index and adenocarcinomas of the esophagus or gastric cardia: a systematic review and meta-analysis. Cancer Epidemiol Biomarkers Prev. 2006; 15(5): 872-8.

■ Clinical Question

CQ1	食道癌発生予防の観点から健常人が野菜・果物を摂取することを推奨するか？
推奨文	食道癌発生予防の観点から健常人が野菜・果物を摂取することを弱く推奨する。(**合意率 100% [28/28]，エビデンスの強さ：C**)

(解説文)

　本 CQ に対する文献検索の結果，PubMed：180 編，医中誌：36 編が抽出された。本ガイドラインの CQ に適切な集団を選択する目的で，アジア地域に対象を限定した。一次スクリーニングで抽出した論文 26 編とハンドサーチの 18 編を加えた 44 編に対して二次スクリーニングを行い，最終的に 26 編の論文が抽出された。このうち CQ に対してメタアナリシスが可能な情報のある論文は① 野菜摂取と食道癌発生に関する症例対照研究 17 編，コホート研究 4 編，② 野菜摂取と食道癌死亡に関するコホート研究 2 編，③ 果物摂取と食道癌発生に関する症例対照研究 15 編，コホート研究 4 編，④ 果物摂取と食道癌死亡に関するコホート研究 2 編であった。

　アウトカムを食道癌発生と食道癌死亡に分けてメタアナリシスを行った結果，食道癌死亡については有意差を見いだせなかったが，果物摂取増加と食道癌発生については RR：0.61（95% CI：0.50-0.73，p 値＜0.001），野菜摂取増加と食道癌発生については RR：0.58（95%CI：0.48-0.69，p 値＜0.001）であり，果物および野菜摂取の増加で食道癌発生リスクは低下した[1]。抽出した論文は，いずれも観察研究であるものの，含まれるコホート研究の大部分が 1 万人以上を対象とした大規模研究であり，疫学的に質は高いと考えられた。メタアナリシスの結果からは，異質性が強いものの，野菜および果物の摂取増加は食道癌発生リスクを低下させると考えられた。

以上，益と害のバランス，エビデンスレベル，対象者の希望などを勘案し，推奨文は「食道癌発生予防の観点から健常人が野菜・果物を摂取することを弱く推奨する」とした。

食道癌診療ガイドライン検討委員会において，CQ1 に対して推奨度決定のための投票を行ったところ，合意率 100％で推奨度が決定した。

CQ2	食道癌発生予防の観点から多量飲酒者が禁酒あるいは節酒することを推奨するか？
推奨文	食道癌発生予防の観点から多量飲酒者が禁酒あるいは節酒することを弱く推奨する。（合意率　96.3% [26/27]，エビデンスの強さ：C）

解説文

本 CQ に対する文献検索の結果，PubMed：367 編，医中誌：137 編が抽出された。前版のCQ1-2 で解析した 36 編を加えて，本ガイドラインの CQ に適切な集団を選択する目的で，アジア地域のコホート研究に対象を限定してスクリーニングを行った。一次スクリーニングで 55編，二次スクリーニングで 30 編に絞り込み定性的・定量的システマティックレビューを行った。メタアナリシスが可能な情報のある論文は食道癌における多量飲酒者と少量飲酒者の発癌に関するコホート研究 5 編であった。この際に，多量飲酒者が食道癌の発生予防を目的に節酒する報告は認めなかった。また，多量飲酒者と少量飲酒者の飲酒量や飲酒期間について既存の定義は存在しないため，本研究では，多量飲酒者をエタノール 66 g/日以上の飲酒，少量飲酒者をエタノール 25 g/日未満の飲酒と定義し，それぞれを非飲酒者と比較し，リスク比をメタアナリシスで算出して，相対的に多量飲酒者と少量飲酒者を比較した。非飲酒者と比較すると，多量飲酒者のリスク比は RR：4.18（95％CI：2.34-7.47, p 値＜0.00001），少量飲酒者のリスク比は RR：1.81（95％CI：1.57-2.10, p 値＜0.00001）で，両者ともリスクが統計学的有意に上昇していた[2]。ただし少量飲酒者のリスク比は，多量飲酒者のリスク比の半分以下で，信頼区間の重なりもみられなかった。

エビデンスの高い知見は現在までに得られていないが，食道癌の発生において，多量飲酒者が節酒することは一定の予防効果が期待できると推察された。ただし，非飲酒者と比較すると，少量飲酒者であっても食道癌発生リスクは 1.81 倍と上昇していることから，食道癌発生予防には禁酒がより望ましいと思われた。前版に記載された報告[3]では，5 年以上の禁酒期間を設けることで食道癌の予防効果があることが示されている。なお飲酒と死亡リスクとの関連は，直線的でないことが知られている。適量の飲酒で死亡リスクが低下し，多量の飲酒で死亡リスクが上昇する傾向が報告されている[4]。

以上，益と害のバランス，エビデンスレベル，対象者の希望などを勘案し，推奨文は「食道癌発生予防の観点から多量飲酒者が禁酒あるいは節酒することを弱く推奨する」とした。

推奨度決定の投票において，CQ2 については合意率 96.3％で推奨度が決定した。

参考文献

1) Sakai M, et al: Fruit and vegetable consumption and risk of esophageal cancer in the Asian region: a systematic review and meta-analysis. Esophagus. 2022; 19: 27-38.

2) Kubo Y, et al: The potential for reducing alcohol consumption to prevent esophageal cancer morbidity in Asian heavy drinkers: a systematic review and meta-analysis. Esophagis. 2022; 19: 39-46.

3) Miyazaki T, et al: Decreased risk of esophageal cancer owing to cigarette and alcohol cessation in smokers and drinkers: a systematic review and meta-analysis. Esophagus. 2017; 14(4): 290-302.

4) Inoue M, et al: Impact of alcohol intake on total mortality and mortality from major causes in Japan: a pooled analysis of six large-scale cohort studies. J Epidemiol Community Health. 2012; 66(5): 448-56.

食道癌治療のアルゴリズムおよびアルゴリズムに基づいた治療方針

1 食道癌取扱い規約と TNM（UICC）分類

　本ガイドライン作成において引用した文献は，その時点の食道癌取扱い規約や TNM（UICC）分類に基づくため，対象とする病期に若干の相違があることに注意されたい。

　TNM（UICC）分類第 8 版では，扁平上皮癌と腺癌の予後の違いから組織型別の分類を採用しているが，これはおもに欧米における治療成績に基づいている。本ガイドラインでは，Stage別治療アルゴリズムについては日本食道学会食道癌取扱い規約第 12 版に準拠している。

食道癌取扱い規約第 11 版（2015）[1]

壁深達度 ＼ 転移	N0	N1	N2	N3	N4	M1
T0, T1a	0	II	II	III	IVa	IVb
T1b	I				IVa	IVb
T2	II	II	III	III	IVa	IVb
T3	II	III	III	III	IVa	IVb
T4a	III	III	III	III	IVa	IVb
T4b	IVa	IVa	IVa	IVa	IVa	IVb

T4a：胸膜，心膜，横隔膜，肺，胸管，奇静脈，神経
T4b：大動脈（大血管），気管，気管支，肺静脈，肺動脈，椎体

食道癌取扱い規約第 12 版（2022）[2]
　進行度は画像診断に基づく臨床的進行度と手術標本の組織学的検索に基づく病理学的進行度を分ける。
＜頸部・胸部食道癌の進行度分類＞
■臨床的進行度 clinical-stage 分類

壁深達度 ＼ 転移	N0	N1	N（2-3）M1a	M1b
T0, T1a	0	II	IIIA	IVB
T1b	I	II	IIIA	IVB
T2	II	IIIA	IIIA	IVB
T3r	II	IIIA	IIIA	IVB
T3br	IIIB	IIIB	IIIB	IVB
T4	IVA	IVA	IVA	IVB

13

■病理学的進行度 pathological-stage 分類

転移／壁深達度	N0	N1	N2	N3 M1a	M1b
T0	0	ⅡA	ⅡA	ⅢA	ⅣB
T1a			ⅡB		ⅣB
T1b	Ⅰ		ⅢA		ⅣB
T2	ⅡA	ⅡB		ⅢB	ⅣB
T3	ⅡB	ⅢA	ⅢB	ⅣA	ⅣB
T4a	ⅢB	ⅢB	ⅣA		ⅣB
T4b	ⅣA				ⅣB

＜食道胃接合部癌の進行度分類＞
扁平上皮癌の場合は頸部胸部食道癌の進行度分類に準ずる。
食道胃接合部癌の進行度分類は胃癌取扱い規約に準ずる。

■臨床的進行度 clinical-stage 分類

転移／壁深達度	N0	N1-3	T/N に関わらず M1
T1，T2	Ⅰ	ⅡA	ⅣB
T3，T4a	ⅡB	Ⅲ	ⅣB
T4b	ⅣA	ⅣA	ⅣB

■病理学的進行度 pathological-stage 分類

転移／壁深達度	N0	N1	N2	N3a	N3b	T/N に関わらず M1
T1（M/SM）	ⅠA	ⅠB	ⅡA	ⅡB	ⅢB	Ⅳ
T2（MP）	ⅠB	ⅡA	ⅡB	ⅢA		Ⅳ
T3（AD/SS）	ⅡA	ⅡB	ⅢA	ⅢB	ⅢC	Ⅳ
T4a（SE）	ⅡB	ⅢA	ⅢA	ⅢB	ⅢC	Ⅳ
T4b（AI/SI）	ⅢA	ⅢB	ⅢB	ⅢC	ⅢC	Ⅳ

本ガイドラインではとくに断りがない限り，食道癌取扱い規約第 12 版（2022）に準拠している。

TNM 第 8 版（2017）[3] より作成
＜扁平上皮癌＞

■臨床病期

転移／壁深達度	N0	N1	N2	N3	M1
Tis	0				
T1	Ⅰ	Ⅰ	Ⅲ	ⅣA	ⅣB
T2	Ⅱ	Ⅱ	Ⅲ	ⅣA	ⅣB
T3	Ⅲ	Ⅲ	Ⅲ	ⅣA	ⅣB
T4a	ⅣA	ⅣA	ⅣA	ⅣA	ⅣB
T4b	ⅣA	ⅣA	ⅣA	ⅣA	ⅣB

■病理学的病期

転移／壁深達度	N0	N1	N2	N3	M1
Tis	0				
T1a	ⅠA	ⅡB	ⅢA	ⅣA	ⅣB
T1b	ⅠB	ⅡB	ⅢA	ⅣA	ⅣB
T2	ⅡA	ⅢA	ⅢB	ⅣA	ⅣB
T3	ⅡB	ⅢB	ⅢB	ⅣA	ⅣB
T4a	ⅢB	ⅢB	ⅢB	ⅣA	ⅣB
T4b	ⅣA	ⅣA	ⅣA	ⅣA	ⅣB

<腺癌>
■臨床病期

転移 / 壁深達度	N0	N1	N2	N3	M1
Tis	0				
T1	I	ⅡA	ⅣA		ⅣB
T2	ⅡB	Ⅲ			
T3	Ⅲ				
T4a					
T4b	ⅣA				

■病理学的病期

転移 / 壁深達度	N0	N1	N2	N3	M1
Tis	0				
T1a	ⅠA	ⅡB	ⅢA	ⅣA	ⅣB
T1b	ⅠB				
T2	ⅡA	ⅢA	ⅢB		
T3	ⅡB	ⅢB			
T4a	ⅢB				
T4b	ⅣA				

INM の特徴
・食道＋胃接合部癌の規約である
・リンパ節 grade は個数 1-2，3-6，7-
・鎖骨上リンパ節は M1
・T4 を切除可能 T4a と切除不能 T4b に分けた

食道癌治療のアルゴリズムおよびアルゴリズムに基づいた治療方針

参考文献

1) 日本食道学会 編: 臨床・病理 食道癌取扱い規約第 11 版. 金原出版，2015.
2) 日本食道学会 編: 臨床・病理 食道癌取扱い規約第 12 版. 金原出版，2022.
3) J. D. Brierley，他 編，UICC 日本委員会 TNM 委員会 訳: TNM 悪性腫瘍の分類（第 8 版）日本語版，金原出版，2017.

2 cStage 0，Ⅰ食道癌治療のアルゴリズム

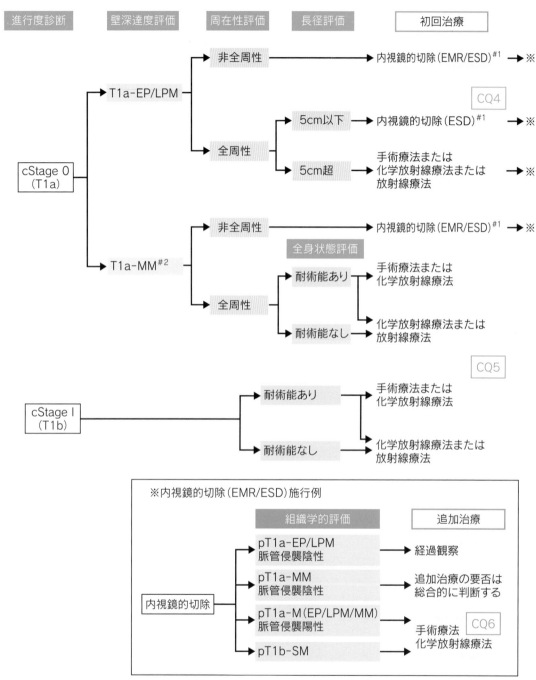

#1 切除周在が 3/4 周以上の場合は狭窄予防
#2 T1b–SM1 が T1a–MM と鑑別ができない場合は同様に扱う
※内視鏡的切除（EMR/ESD）施行例は消化器内視鏡学会の食道癌に対する ESD/EMR ガイドラインも参照

要約　　cStage 0，I 食道癌の治療方針決定においては，内視鏡検査，頸部・胸部・腹部 CT 検査，PET 検査などによる臨床病期の評価を第一に行う。次に，壁深達度の評価が，内視鏡的切除（ER：Endoscopic Resection）の適応になるか，手術療法になるか，あるいは化学放射線療法になるかどうかの判断に重要である。なお cStage 0，I のアルゴリズムは食道癌に対する ESD/EMR ガイドラインと整合性をとって記載した。

壁深達度の評価に迷う場合，全身状態の評価で耐術能がない場合などは，侵襲度の低い ER の適応も考慮され得る。Clinical（c）Stage 0（cT1a，ただし cT1b-SM1 が cT1a-MM と鑑別ができない場合は同様に扱う）と診断され ER の適応となる場合，ER 後狭窄発生のリスクを考慮するため病変の周在性評価が必要になる。切除後潰瘍の周在性が 3/4 周以上になると予想される病変の場合は，ER 後狭窄のリスクが高いため狭窄予防の処置を講じる必要がある。cStage I（T1b）と診断された場合は，耐術能を評価し，外科手術または化学放射線療法を検討する。

ER 後の組織学的評価は，根治性を担保するために追加治療を考慮する上で極めて重要である。組織学的に Pathological（p）T1a-EP/LPM と診断された場合は経過観察でよいが，pT1a-MM/pT1b-SM と診断された場合は追加治療（手術療法または化学放射線療法）を考慮する必要がある。

■ Clinical Question

CQ3	食道表在癌に対して臨床的に T1b-SM1 以浅 T1b-SM2 以深を鑑別する際，鑑別方法として何を推奨するか？
推奨文	T1b-SM1 以浅 T1b-SM2 以深の鑑別において，非拡大内視鏡に加えて NBI/BLI 併用拡大内視鏡の実施を弱く推奨する。（**合意率：96.3%［26/27］，エビデンスの強さ：C**）

解説文

食道表在癌の深達度診断が T1b-SM1 以浅か T1b-SM2 以深かは，内視鏡的切除，外科切除，化学放射線療法（CRT：Chemoradiotherapy）を選択する上で重要である。深達度が本来よりも深く診断された場合（overdiagnosis）には，内視鏡的切除で治癒する可能性がある癌に，外科切除や化学放射線療法といったより侵襲の大きな治療が適応される（overtreatment）可能性が生じる。一方，深達度が本来よりも浅く診断された場合（underdiagnosis）には，外科切除や化学放射線療法が必要な病変に根治的ではない内視鏡的切除が適応される（undertreatment）可能性が生じる。これらは臨床上重要であるため，本システマティックレビューでは，深達度診断精度の評価として，食道表在癌の内視鏡的切除検体および手術検体における病理学的深達度を gold standard とした際の，各診断検査の深達度診断正診割合，overdiagnosis 割合，underdiagnosis 割合について検討した。また，各種検査の診断精度は対象集団の深達度構成に大きく左右されるため，システマティックレビューの対象論文は複数検査の診断精度を比較したものに限定した。

「食道表在癌に対して臨床的に T1b-SM1 以浅 T1b-SM2 以深を鑑別する際，鑑別方法として何を推奨するか」という CQ に関して文献検索を行ったところ，PubMed：250 編，Cochrane：26 編，医中誌：136 編の論文が抽出された。この 412 編を一次スクリーニングにかけ，さらに 48 編を二次スクリーニングにかけて，最終的に 5 編[1-5]が抽出された。5 編の論文のうち，各内

視鏡モダリティ間のみで比較を行っていた4編[1-3,5)]に関しては別途定性的システマティックレビューを行い，結果を報告した[6)]。本項では，PETに関する報告[4)]を含む5編全てを対象に行った定性的システマティックレビューの結果について述べる。検査に関連した偶発症発生割合については1編の論文[5)]で評価できたが，検査に伴う患者負担や検査コストについては論文による検討は行えなかった。

　NBI/BLI併用拡大内視鏡は保険診療として普及しており，日常診療では非拡大内視鏡に引き続いて行われることが多い。主な報告によると，NBI/BLI併用拡大内視鏡，および非拡大内視鏡による食道表在癌の深達度正診割合はそれぞれ72.9〜93.8％，74.0〜92.6％とされている。これらの報告のうち，両モダリティを直接比較した検討は前向き研究が2編[1,5)]，後ろ向き研究が1編[3)]あった。単施設後ろ向き研究1編[3)]と単施設前向き研究1編[1)]で，NBI/BLI併用拡大内視鏡の正診率が非拡大内視鏡をやや上回っていたが，多施設前向き研究1編[5)]ではやや下回るという結果であった。それらを集計すると，非拡大内視鏡の深達度正診割合は83.9％（525/626病変），NBI/BLI併用拡大内視鏡の深達度診断正診割合は86.5％（763/882病変）であった[1-5)]。また，overdiagnosisとunderdiagnosisは非拡大内視鏡で23.7％（28/118病変）と14.4％（73/508病変），NBI/BLI併用拡大内視鏡で21.5％（28/130病変）と12.1％（91/752病変）であった。NBI/BLI併用拡大内視鏡の方が非拡大内視鏡と比べ，正診割合，overdiagnosisとunderdiagnosisとも良好な結果であった。一方でNBI/BLI併用拡大内視鏡の患者負担とコストに関しては，NBI/BLI併用拡大内視鏡観察はボタン操作一つで非拡大内視鏡との切り替えを簡便に行えるため，施行するにあたって追加される侵襲はほとんどない。NBI/BLI併用拡大内視鏡の検査費用は3割負担で約4,000円であるが，深達度診断の前に行われる癌・非癌の質的診断にも用いられるため，深達度診断のために追加で発生するコストはない。NBI/BLI併用拡大内視鏡により，正診割合に若干の改善がみられ，検査に伴う不利益がほぼないことから，食道表在癌の深達度診断の際に，非拡大内視鏡に引き続いてNBI/BLI併用拡大内視鏡を行うことを弱く推奨すると結論した。

　EUSは保険診療として普及しており，日常診療では非拡大内視鏡とNBI/BLI併用拡大内視鏡に引き続いて行われることが多い。EUSによる食道表在癌の深達度正診割合は74.0〜92.0％[1,2,5)]とされ，それらを集計すると81.8％（445/544病変）であった。EUSのoverdiagnosisとunderdiagnosisは32.1％（44/137病変）と13.4％（55/409病変）であった。前述の非拡大内視鏡やNBI/BLI併用拡大内視鏡の診断精度と比較すると，正診割合は低く，overdiagnosisの割合が高かった。一方でEUSの患者負担とコストに関しては，EUSは非拡大内視鏡，NBI/BLI拡大内視鏡においてMMやSMへの浸潤が疑われる病変の一部に行われるが，内視鏡用超音波観測装置および細径プローブといった専用機器を要するため，病変の発見に引き続いて実施することは困難なことが多く，再度EUS検査のための通院と検査前絶食が必要となる。さらに，EUSのためのコスト（3割負担で約4,300円）が別途発生する。EUSにより正診割合の向上は確認できず，overdiagnosisによる潜在的なovertreatmentのリスク，少ないながらも患者負担，コスト上昇があることから，EUSを推奨する根拠はないと結論した。

　PETによる食道表在癌の深達度診断精度について，NBI併用拡大内視鏡と直接比較検討した後ろ向き研究が1編[4)]あった。少数患者の報告ではあるが，PETの深達度正診割合は80.5％（66/82病変）であり，NBI併用拡大内視鏡90.2％（74/82病変）よりも大きく劣っていた。また，overdiagnosisとunderdiagnosisは，NBI併用拡大内視鏡が0％（0/7病変）と10.7％（8/75病変）に対し，PETが51.7％（15/29病変）/1.9％（1/53病変）と，PETはunderdiagnosis

の割合が非常に低い一方で，overdiagnosis 割合が高くなっていた。PET の患者負担とコストに関しては，PET 検査のための通院と検査前絶食が必要となり，PET のためのコスト（3 割負担で約 30,000 円）が別途発生する。PET による正診割合の向上は確認できず，overdiagnosisによる潜在的な overtreatment のリスク，少ないながらも患者負担，コスト上昇があることから，PET を推奨する根拠はないと結論した。

　食道表在癌の深達度診断に関連する偶発症について検討したものは，1 編[5]のみであった。それによると，非拡大内視鏡＋NBI/BLI 併用拡大内視鏡に関連した偶発症発生割合は 1.1％（4 例/371 検査）で，CTCAE Grade 2 の心房細動が 1 例，Grade 2 の低酸素血症が 2 例，Grade 1 の血圧低下が 1 例発生していた。EUS に関連した偶発症発生割合は 1.4％（4 例/293 検査）で，CTCAE Grade 2 の心房細動が 1 例，Grade 2 の低酸素血症が 2 例，Grade 1 の呼吸器，胸郭および縦隔障害が 1 例発生していた。以上のように，偶発症は全て軽度で，頻度は低く，非拡大内視鏡＋NBI/BLI 併用拡大内視鏡と EUS で差はみられなかった。

　エビデンス総体の評価は，システマティックレビューで抽出された 5 編の論文が全て非ランダム化研究であるためアウトカム全般に関する全体的なエビデンスの強さ（確実性）は C（弱）と判定した。益と害のバランスや，価値観・好み，コストは，NBI/BLI 併用拡大内視鏡の実施を支持する結果であったが，推奨の強さを決定する 4 つの項目のうち，エビデンス，益と害のバランスが確実ではないため，推奨度は弱いと判定した。

参考文献

1）Goda K, et al: Magnifying endoscopy with narrow band imaging for predicting the invasion depth of superficial esophageal squamous cell carcinoma. Dis Esophagus. 2009; 22(5): 453-60.

2）Mizumoto T, et al: Diagnosis of superficial esophageal squamous cell carcinoma invasion depth before endoscopic submucosal dissection. Dis Esophagus. 2018; 31(4).

3）Katada C, et al: Retrospective assessment of the diagnostic accuracy of the depth of invasion by narrow band imaging magnifying endoscopy in patients with superficial esophageal squamous cell carcinoma. J Gastrointest Cancer. 2019; 50(2): 292-7.

4）Toriyama K, et al: Clinical relevance of fluorodeoxyglucose positron emission tomography/computed tomography and magnifying endoscopy with narrow band imaging in decision-making regarding the treatment strategy for esophageal squamous cell carcinoma. World J Gastroenterol. 2019; 25(46): 6767-80.

5）Ishihara R, et al: Assessment of the diagnostic performance of endoscopic ultrasonography after conventional endoscopy for the evaluation of esophageal squamous cell carcinoma invasion depth. JAMA Netw Open. 2021; 4(9): e2125317.

6）Inoue T, et al: Endoscopic imaging modalities for diagnosing the invasion depth of superficial esophageal squamous cell carcinoma: a systematic review. Esophagus, in press.

CQ4	食道表在癌に対する内視鏡的切除後の狭窄予防に何を推奨するか？
推奨文	食道表在癌に対する内視鏡的切除後の狭窄予防に，プレドニゾロン内服，またはトリアムシノロン粘膜下局注，または両者併用の実施を強く推奨する。（**合意率：85.2% ［23/27］，エビデンスの強さ：**C）

（解説文）

本 CQ に関して文献検索を行ったところ，PubMed：255 編，Cochrane：52 編，医中誌：107 編の論文が抽出された。これにハンドサーチで 1 編を追加した 415 編を，一次スクリーニングにかけた。一次スクリーニングでは，臨床で使用されている狭窄予防法である「プレドニゾロン内服」「トリアムシノロン粘膜下局注」「プレドニゾロン内服＋トリアムシノロン粘膜下局注」「予防的バルーン拡張術」「トリアムシノロン充填法」「ポリグリコール酸シート貼付」「食道ステント（本邦では未承認）」に関する論文 42 編を抽出した。さらに，これを二次スクリーニングにかけて，最終的に 21 編の論文（ランダム化比較試験 3 編，非ランダム化試験 3 編，観察研究 15 編）を対象に定性的システマティックレビューを行った。

システマティックレビューを行うにあたり，「狭窄割合」「拡張術施行回数」といったアウトカムが非全周切除と全周切除で大きく異なっていたため，非全周切除と全周切除を分けて検討した。

内視鏡的切除後潰瘍の周在が 3/4 周から非全周のものに対する狭窄割合，拡張回数を**表 1** に示す。狭窄割合はプレドニゾロン内服が 8.6～23.1%[1-4]，トリアムシノロン粘膜下局注が 9.2～36.2%[3-7]，プレドニゾロン内服＋トリアムシノロン粘膜下局注が 10.0～13.3%[4,5]で，予防法なしが 50.0～80.0%[1-3,5,7]であった。予防法を講じることで，予防法なしと比べ狭窄割合は低下し，拡張回数は減少していた。

内視鏡的切除後潰瘍の周在が全周のものに対する狭窄割合，拡張回数を**表 2** に示す。狭窄割合はプレドニゾロン内服 33.3～100%[2,4,8]，トリアムシノロン粘膜下局注 100%[4,5,9]，プレドニゾロン内服＋トリアムシノロン粘膜下局注 18.8～91.7%[4-6]で，予防法なしが 100%[2,5,8,9]であった。全周性の切除後潰瘍に対するトリアムシノロン粘膜下局注単独での狭窄予防効果はみられなかったが，他は予防法を講じることで，予防法なしと比べ狭窄割合は低下し拡張回数は減少していた。

有害事象は，プレドニゾロン内服の 0.7%（1/134 症例）にサイトメガロウィルス腸炎を認めた[4]。トリアムシノロン粘膜下局注の 1.9%（6/308 症例）でバルーン拡張時の穿孔を認めたが，これは対照群（予防法なし）の 1.5%（1/69 症例）よりもわずかに高い頻度であった[5,6,9]。

以上のように，プレドニゾロン内服，トリアムシノロン粘膜下局注，および両者の併用は，予防法なしと比べ狭窄割合や拡張回数を減らす一方で，有害事象は僅かであった。患者負担に関しては，プレドニゾロン内服は 6～18 週にわたるため少し負担はあるが，トリアムシノロン粘膜下局注は ESD 終了時のみに行われることが多く患者負担はほぼない。コストは，薬価がプレドニゾロンは 5 mg 1 錠 10 円程度であり，通常行われる 6～18 週投与で 1,500～4,500 円程度である。トリアムシノロン粘膜下局注は 50 mg/5 mL 1 瓶 200 円程度であり，通常行われる 1～3 瓶投与で 200～600 円程度と安価である。また，狭窄の治療に用いられるバルーン拡張は診療報酬が 12,480 点（3 割負担で 37,440 円）と高額であるが，プレドニゾロン内服やトリアムシノロン粘膜下局注を用いることで，拡張回数およびコストが削減できる。プレドニゾロン内服，

表 1：非全周切除症例に対する各予防法の成績

予防法	周在性	狭窄割合	拡張回数	文献番号
PSL	>3/4 [†]	23.1% (3/13)	3.0 [‡]	[1]
PSL	>3/4	14.3% (2/14)	6.0 [‡]	[2]
PSL	>3/4	20.0% (5/25)	–	[3]
PSL	>3/4 [†]	8.6% (6/70)	0 [§]	[4]
TA	>3/4 [†]	33.3% (2/6)	–	[3]
TA	>3/4	9.2% (8/87)	0 [§]	[4]
TA	>3/4	36.2% (17/47)	6.0 [§,¶]	[5]
TA	>3/4	11.3% (13/115)	7.0 [§]	[6]
TA	>3/4	19.1% (4/21)	8.9 [‡]	[7]
PSL+TA	>3/4	10.0% (1/10)	–	[4]
PSL+TA	>3/4	13.3% (2/15)	5.5 [§,¶]	[5]
Control	>3/4 [†]	80.0% (8/10)	16.9 [‡]	[1]
Control	>3/4	64.3% (9/14)	7.5 [‡]	[2]
Control	>3/4 [†]	50.0% (11/22)	–	[3]
Control	>3/4	75.0% (15/20)	8.8 [‡]	[7]
Control	>3/4	60.7% (17/28)	12.5 [§]	[5]

PSL：プレドニゾロン内服，TA：トリアムシノロン粘膜下局注
[†]：一部全周切除症例を含む，[‡]：平均値，[§]：中央値，[¶] 切除後潰瘍 7/8 周以上の症例のみ

表 2：全周切除症例に対する各予防法の成績

予防法	狭窄割合	拡張回数	文献番号
PSL	33.3% (1/3)	2.0 [‡]	[2]
PSL	33.3% (8/24)	–	[4]
PSL	100% (10/10)	13.8 [‡]	[8]
TA	100% (4/4)	–	[4]
TA	100% (5/5)	10.4 [‡]	[9]
TA	100% (6/6)	–	[5]
PSL+TA	18.8% (3/16)	–	[4]
PSL+TA	71.4% (10/14)	–	[5]
PSL+TA	91.7% (11/12)	13.0 [§]	[6]
Control	100% (2/2)	11.0 [‡]	[2]
Control	100% (5/5)	22.2 [‡]	[9]
Control	100% (5/5)	–	[5]
Control	100% (13/13)	33.5 [‡]	[8]

PSL：プレドニゾロン内服，TA：トリアムシノロン粘膜下局注
[‡]：平均値，[§]：中央値

トリアムシノロン粘膜下局注および両者の併用は，食道癌内視鏡治療後の狭窄割合や拡張回数を減らすことができ，処置に伴う不利益が僅かであることから，その実施を推奨すると結論した。なお，プレドニゾロン内服とトリアムシノロン粘膜下局注の比較は，参考となる論文がないため行わなかった。

内視鏡的切除後の狭窄予防として，狭窄症状がない時点から予防的バルーン拡張術を行った場合と行わなかった場合の狭窄割合は58.6％と91.7％，拡張回数は8回と4.5回であった[10]。予防的バルーン拡張術に伴う有害事象はなかった。予防的バルーン拡張術は狭窄割合を低下させたが[10]，その効果はプレドニゾロン内服やトリアムシノロン粘膜下局注と比べ劣るものであった。また，予防的バルーン拡張術のバルーン拡張回数は予防法なしに比べて多く，それに伴う患者負担とコスト増加があることから，狭窄症状がない時点から行う予防的バルーン拡張術を推奨する根拠はないと結論した。

トリアムシノロン充填法は2編の報告があった。この方法では，潰瘍が上皮化するまで2週間毎の内視鏡検査を施行し，適宜追加のトリアムシノロン充填法を行う必要があるが，バルーン拡張が必要となった狭窄割合は4.5〜5.0％，狭窄に対する拡張回数も2〜3回[11,12]と高い効果が報告されている。有望な方法ではあるが，2編の論文の対象数は22例，20例と少数であり，そのほとんどが一施設からの報告であることから，現時点では推奨する根拠が不十分と判断した。

ポリグリコール酸シート貼付は3編の報告があった[13-15]。このうち1編はポリグリコール酸シートにステントを併用する[13]もので，本邦では承認されていない方法であった。他の2編では，それぞれトリアムシノロン粘膜下局注[14]および予防法なし[15]と比較していたが，狭窄割合において有意な改善を認めなかった。ポリグリコール酸シート貼付に伴う有害事象は認めなかったが，コスト面ではシートが8,000円程度，シートを潰瘍底に固定する生理的組織接着剤が54,000円程度と高コストである。益と不利益のバランスをみると，プレドニゾロン内服，トリアムシノロン粘膜下局注に比べ劣っているため，推奨する根拠はないと結論した。

食道ステントは，良性狭窄予防目的での使用が本邦では承認されていないが，海外から3編の報告があった[16-18]。いずれの報告でもcovered metal stentが使用されており，内視鏡治療後すぐに潰瘍部にステントを挿入し，2〜8週後に抜去されていた。切除後潰瘍の周在が3/4周以上のものでは狭窄割合が18.2％（2/11症例）であり[18]，プレドニゾロン内服，トリアムシノロン粘膜下局注と同程度の成績であった。一方で，切除後潰瘍の周在が全周のものでは，狭窄割合が17.4％（4/23症例）[16]，50％（6/12症例）[17]と，かなり有望な成績が報告されている。ただし，他法に比べ有害事象の頻度が15.2％（7/46症例：逸脱5例，気管支瘻1例，疼痛1例）と多く，重篤なものもある点は注意が必要である。

プレドニゾロン内服，トリアムシノロン粘膜下局注に関する論文は1編を除き全て非ランダム化研究であった。バイアスリスクが大きいものの，プレドニゾロン内服，トリアムシノロン粘膜下局注の予防法なしに比べた効果は大きく，アウトカム全般に関する全体的なエビデンスの強さ（確実性）はC（弱）と判定した。しかし他の益と害のバランスや価値観・好みやコストは，全てにおいてプレドニゾロン内服もしくはトリアムシノロン粘膜下局注の実施を支持するものであったため，推奨度は強いと判定した。

参考文献 ——

1) Zhou G, et al: Efficacy of prednisone for prevention of esophageal stricture after endoscopic submucosal dissection for superficial esophageal squamous cell carcinoma. Thorac Cancer. 2017; 8(5): 489-94.

2) Kataoka M, et al: Efficacy of short period, low dose oral prednisolone for the prevention of stricture after circumferential endoscopic submucosal dissection (ESD) for esophageal cancer. Endosc Int Open. 2015; 3(2): E113-7.

3) Pih GY, et al: Preventing esophageal strictures with steroids after endoscopic submucosal dissection in superficial esophageal neoplasm. J Dig Dis. 2019; 20(11): 609-16.

4) 山口直之, 他. 手技の解説　食道 ESD 後狭窄予防治療の課題と展望　狭窄予防治療抵抗性因子とステロイド経口＋局注併用療法の有用性. Gastroenterol Endosc. 2017; 59(10): 2535-45.

5) Kadota T, et al: Prophylactic steroid administration for strictures after endoscopic resection of large superficial esophageal squamous cell carcinoma. Endosc Int Open. 2016; 4(12): E1267-74.

6) Hanaoka N, et al: Refractory strictures despite steroid injection after esophageal endoscopic resection. Endosc Int Open. 2016; 4(3): E354-9.

7) Hashimoto S, et al: The efficacy of endoscopic triamcinolone injection for the prevention of esophageal stricture after endoscopic submucosal dissection. Gastrointest Endosc. 2011; 74(6): 1389-93.

8) Sato H, et al: Control of severe strictures after circumferential endoscopic submucosal dissection for esophageal carcinoma: oral steroid therapy with balloon dilation or balloon dilation alone. Gastrointest Endosc. 2013; 78(2): 250-7.

9) Takahashi H, et al: A randomized controlled trial of endoscopic steroid injection for prophylaxis of esophageal stenoses after extensive endoscopic submucosal dissection. BMC Gastroenterol. 2015; 15: 1.

10) Ezoe Y, et al: Efficacy of preventive endoscopic balloon dilation for esophageal stricture after endoscopic resection. J Clin Gastroenterol. 2011; 45(3): 222-7.

11) Shibagaki K, et al: Esophageal triamcinolone acetonide-filling method: a novel procedure to prevent stenosis after extensive esophageal endoscopic submucosal dissection(with videos). Gastrointest Endosc. 2018; 87(2): 380-9.

12) Shibagaki K, et al: Prospective multicenter study of the esophageal triamcinolone acetonide-filling method in patients with subcircumferential esophageal endoscopic submucosal dissection. Dig Endosc. 2020; 32(3): 355-63.

13) Chai NL, et al: Effect of polyglycolic acid sheet plus esophageal stent placement in preventing esophageal stricture after endoscopic submucosal dissection in patients with early-stage esophageal cancer: A randomized, controlled trial. World J Gastroenterol. 2018; 24(9): 1046-55.

14) Iizuka T, et al: Polyglycolic acid sheet and fibrin glue for preventing esophageal stricture after endoscopic submucosal dissection: a historical control study. Dis Esophagus. 2017; 30(11): 1-8.

15) Sakaguchi Y, et al: Steroid injection and polyglycolic acid shielding to prevent stricture after esophageal endoscopic submucosal dissection: a retrospective comparative analysis (with video). Gastrointest Endosc. 2020; 92(6): 1176-86. e1.

16) Ye LP, et al: Complete circular endoscopic resection using submucosal tunnel technique combined with esophageal stent placement for circumferential superficial esophageal lesions. Surg Endosc. 2016; 30(3): 1078-85.

17) Holt BA, et al: Early metal stent insertion fails to prevent stricturing after single-stage complete Barrett's excision for high-grade dysplasia and early cancer. Gastrointest Endosc. 2015; 81(4): 857-64.

18) Wen J, et al: Preventing stricture formation by covered esophageal stent placement after endoscopic submucosal dissection for early esophageal cancer. Dig Dis Sci. 2014; 59(3): 658-63.

III

食道癌治療のアルゴリズムおよびアルゴリズムに基づいた治療方針

CQ5	cStage Ⅰ（T1bN0M0）胸部食道癌に対して食道切除術と根治的化学放射線療法の どちらを推奨するか？
推奨文	cStage Ⅰ（T1bN0M0）胸部食道癌に対して食道切除術を弱く推奨するが，食道温存を希望 する症例に対しては適切な経過観察とサルベージ治療をすることで，根治的化学放射線療法 も弱く推奨する。（合意率：92.3%［24/26］，エビデンスの強さ：C）

解説文

　本 CQ に対する文献検索の結果，PubMed：347 編，Cochrane：64 編，医中誌：192 編が該当した。これに 2021 年に発表された論文 1 編と ASCO GI 発表である JCOG0502 の結果 1 編を加え，一次，二次スクリーニングを行い，メタアナリシス 1 編[1]，後ろ向き研究 3 編[2-4]，前向き研究（JCOG0502）1 編[5]を抽出した。メタアナリシスで cStage Ⅰのデータに使用されていた文献のうち，観察期間の短い 1 編[6]を除いた 4 編[7-10]を加え，計 8 編で定性的システマティックレビューを行った。cStage Ⅰを対象として手術療法と根治的化学放射線療法の治療成績を直接比較したランダム化比較試験は存在しなかった。

　定性的システマティックレビューでは，5 年全生存割合は OR：0.68［95%CI：0.49-0.95］，p 値＝0.02，5 年無増悪生存割合は OR：0.53［95%CI：0.30-0.95］，p 値＝0.03 であり，ともに有意に手術群の生存割合が高いという結果であったが，いずれもランダム化比較試験ではないため，背景因子には差があり，エビデンスレベルは低い。

　唯一の前向き研究である JCOG0502 の結果では，手術療法は 5 年無増悪生存割合 81.7%［95%CI：75.7-86.3］，5 年全生存割合 86.5%［95%CI：81.0-90.5］，根治的化学放射線療法は完全奏効割合 87.3%［95%CI：81.1-92.1］，5 年無増悪生存割合 71.6%［95%CI：63.9-78.0］，5 年全生存割合 85.5%［95%CI：78.9-90.1］，5 年食道温存割合は 80.4%［95%CI：73.3-85.8］と報告されている。無増悪生存期間は手術療法で有意に延長したものの（HR：1.478［95%CI：1.01-2.16］），全生存期間では両治療間で有意差を認めなかった（HR：1.05［95%CI：0.67-1.64］）。毒性（CTCAE）に関して，根治的化学放射線療法においては JCOG0502 試験で急性期毒性として，食道炎（Grade 3/4）10%，白血球減少（Grade 3/4）11%，発熱性好中球減少症（Grade 3/4）1.9%，晩期毒性として，食道炎（Grade 3/4）0.6%，放射線性肺臓炎（Grade 3/4）1.9%，胸水貯留（Grade 3/4）2.5%が認められた。プロトコール治療中および終了後 30 日以内の死亡は認めなかったと報告されている。一方，手術療法においては，術後合併症として肺炎（Grade≧2）13%，反回神経麻痺（Grade≧2）15%，縫合不全（Grade≧2）15%であり，2 例の治療関連死亡が生じたと報告されている。化学放射線療法は無増悪生存期間が手術療法に及ばないものの，適切な後治療を行うことで手術療法と同等の全生存期間を残しており，5 年食道温存割合は 80.4% である。食道温存を希望する患者に対する治療の選択肢となる。

　したがって，今回のシステマティックレビューの結果より生存割合から手術療法が弱く推奨されるが，益と害のバランス，患者の希望などを勘案し，「cStage Ⅰ（T1bN0M0）胸部食道癌に対して食道切除術を弱く推奨するが，食道温存を希望する症例に対しては適切な経過観察とサルベージ治療をすることで，化学放射線療法も弱く推奨する」とした。

1) Ma MW, et al: The role of definitive chemoradiotherapy versus surgery as initial treatments for potentially resectable esophageal carcinoma. World J Surg Oncol. 2018; 16(1): 172.

2) Moreno AC, et al: Treatment disparities affect outcomes for patients with stage I esophageal cancer: a national cancer data base analysis. J Gastrointest Oncol. 2019; 10(1): 74-84.

3) Zhao H, et al: Comparison of long-term outcomes between radical esophagectomy and definitive chemoradiotherapy in patients with clinical T1bN0M0 esophageal squamous cell carcinoma. J Thorac Dis. 2019; 11(11): 4654-62.

4) Kato K, et al: Parallel-group controlled trial of esophagectomy versus chemoradiotherapy in patients with clinical stage I esophageal carcinoma（JCOG0502）. Gstroenterlogy. 2021; 161(6): 1878-86.

5) Morgan MA, et al: Stage-for-stage comparison of definitive chemoradiotherapy, surgery alone and neoadjuvant chemotherapy for oesophageal carcinoma. Br J Surg. 2009; 96(11): 1300-7.

6) Ariga H, et al: Prospective comparison of surgery alone and chemoradiotherapy with selective surgery in resectable squamous cell carcinoma of the esophagus. Int J Radiat Oncol Biol Phys. 2009; 75(2): 348-56.

7) Yamamoto S, et al: Comparison between definitive chemoradiotherapy and esophagectomy in patients with clinical stage I esophageal squamous cell carcinoma. Am J Gastroenterol. 2011; 106(6): 1048-54.

8) Motoori M, et al: Comparison between radical esophagectomy and definitive chemoradiotherapy in patients with clinical T1bN0M0 esophageal cancer. Ann Surg Oncol. 2012; 19(7): 2135-41.

9) Park I, et al: Non-surgical treatment versus radical esophagectomy for clinical T1N0M0 esophageal carcinoma: a single-center experience. Cancer Chemother Pharmacol. 2014; 74(5): 995-1003.

10) Matsuda S, et al: Comparison of transthoracic esophagectomy with definitive chemoradiotherapy as initial treatment for patients with esophageal squamous cell carcinoma who could tolerate transthoracic esophagectomy. Ann Surg Oncol. 2015; 22(6): 1866-73.

■ Clinical Question

CQ6	食道表在癌に対し内視鏡治療を行いpT1a-MMかつ脈管侵襲陽性もしくはpT1b-SMであった症例に対して，追加治療として食道切除術と化学放射線療法のどちらを推奨するか？
推奨文	食道表在癌に対し内視鏡治療を行い pT1a-MM かつ脈管侵襲陽性もしくは pT1b-SM であった症例に対して，追加治療として食道切除術または化学放射線療法を推奨するが，どちらを推奨するかは現時点では決めることはできない。（**合意率：89.3%　[25/28]，エビデンスの強さ：C**）

解説文

　本 CQ に対して文献検索を行ったところ，PubMed：23編，Cochrane：2編，医中誌：8編が一次スクリーニングされた。二次スクリーニングを終えて，14編の論文に対して定性的システマティックレビューを行った。

　14編はいずれも後ろ向き研究で，内視鏡的切除後の追加治療として，手術例のみの報告が3編，化学放射線療法例のみの報告が4編，追加治療としての手術療法と化学放射線療法を比較した報告が7編であった。高齢，耐術能を有さない症例に化学放射線療法が選択される，また深達度や脈管侵襲の有無によって照射線量が異なるなど，患者背景にはバイアスを認めた[1-14]。

　手術例および化学放射線療法例の5年全生存割合はそれぞれ，79〜100%，60〜100%，5年無病（無再発）生存割合は89.5〜100%，55〜100%であった。再発リスクとして，SM，脈管侵襲陽性，腫瘍径（≧40 mm）が挙げられていた。pT1a-MM と pT1b-SM 全体での全生存割合，無病（無再発）生存割合に有意差は認めないものの，手術例の方がいずれも高い傾向にあった。

SM 以深で検証した報告が 3 編あり，いずれも手術例と比して化学放射線療法例で有意に予後不良であった。JCOG0508 試験では，内視鏡治療で切除可能であると判断された限定的な cT1bN0 食道癌に対して内視鏡治療を施行し，病理学的に完全切除が確認され，pT1a で脈管侵襲陽性もしくは pT1b であった症例に対する追加化学放射線療法の 3 年生存率は 90.7％であり，同戦略の有用性が示唆された[15]。一方で内視鏡治療で垂直断端陽性となり，根治的化学放射線療法を施行した 15 例中 4 例が転移再発し，3 例（20％）に原病死を認めたため，内視鏡治療で不完全切除となった場合の追加治療に関してはさらなる検証が必要である。

　手術療法や化学放射線療法の毒性に関しては，内視鏡的切除後の追加外科手術の術後合併症，追加治療としての化学放射線療法の有害事象についてまとまった報告は少なかったため，cT1 食道癌に対する初回外科手術，病理結果にかかわらず内視鏡的切除後の追加化学放射線療法の報告を参照し検証した。T1 症例に対する手術合併症による治療関連死は 0.2～3.6％と報告されている。追加化学放射線療法の治療関連死としては，放射線性肺臓炎，突然死，心筋梗塞が報告されていた。また晩期合併症として，食道瘻（3.2％），食道狭窄（3.2％），Grade 3 の心虚血（1％），呼吸不全（2.8％）が報告されていた。

　以上の結果から，内視鏡的切除後の追加治療として手術療法と化学放射線療法との直接的な比較を行ったランダム化比較試験や前向きデータは存在しないものの，pT1a-MM および pT1b では全生存においてはほぼ同等の治療効果が報告されていた。ただし，pT1b（とくに SM2-3）症例や pT1a-MM もしくは pT1b-SM1 であっても脈管侵襲陽性例では化学放射線療法群の方が予後不良の傾向が報告されており，同対象の高リスク群においては手術加療が至適な治療選択である可能性が示唆された。

　したがって，今回のシステマティックレビューの結果から本 CQ への結論を導くことは困難である。いずれの治療を選択するとしても，一定の割合で術後合併症，有害事象があり治療関連死の報告もあるため，益と害のバランスと患者の希望を考慮し症例に応じて慎重に治療選択すべきと考えられた。

参考文献 ──

1）三浦昭順，他: 内視鏡治療の進歩と展望　T1b（SM2 以深）N0M0 Stage I 食道癌に対する内視鏡治療. 日気管食道会報. 2017; 68（2）: 147-9.

2）Yamauchi K, et al: Long-term outcomes of endoscopic versus surgical resection for MM-SM1 esophageal squamous cell carcinoma using propensity score analysis. Esophagus. 2021; 18（1）: 72-80.

3）Suzuki G, et al: Endoscopic submucosal dissection followed by chemoradiotherapy for superficial esophageal cancer: choice of new approach. Radiat Oncol. 2018; 13（1）: 246.

4）Nakajo K, et al: Impact of the Charlson Comorbidity Index on the treatment strategy and survival in elderly patients after non-curative endoscopic submucosal dissection for esophageal squamous cell carcinoma: a multicenter retrospective study. J Gastroenterol. 2019; 54（10）: 871-80.

5）Koterazawa Y, et al: A comparison of the clinical outcomes of esophagectomy and chemoradiotherapy after noncurative endoscopic submucosal dissection for esophageal squamous cell carcinoma. Surg Today. 2018; 48（8）: 783-9.

6）Kawaguchi G, et al: The effectiveness of endoscopic submucosal dissection followed by chemoradiotherapy for superficial esophageal cancer. Radiat Oncol. 2015; 10: 31.

7）Hisano O, et al: Additional radiotherapy following endoscopic submucosal dissection for T1a-MM/T1b-SM esophageal squamous cell carcinoma improves locoregional control. Radiat Oncol. 2018; 13（1）: 14.

8）Ikeda A, et al: Endoscopic submucosal dissection（ESD）with additional therapy for superficial esophageal cancer with submucosal invasion. Intern Med. 2015; 54（22）: 2803-13.

9) Tanaka T, et al: Comparison of long-term outcomes between esophagectomy and chemoradiotherapy after endoscopic resection of submucosal esophageal squamous cell carcinoma. Dis Esophagus. 2019; 32 (12): doz023.

10) Ikawa T, et al: Failure patterns after adjuvant chemoradiotherapy following endoscopic resection for superficial esophageal squamous cell carcinoma. Cancer Med. 2019; 8(10): 4547-54.

11) Fujita H, et al: Optimum treatment wtrategy for wuperficial esophageal cancer: endoscopic mucosal resection versus radical Esophagectomy. World J Surg. 2001; 25: 424-31.

12) Lee HJ, et al: Treatment strategy after endoscopic resection of superficial esophageal squamous cell carcinoma: A single institution experience. Gut and Liver. 2015; 9(6): 714-9.

13) Hamada K, et al: Efficacy and safety of endoscopic resection followed by chemoradiotherapy for Superficial esophageal squamous cell carcinoma: A retrospective study. Clin Trans Gastroenterol. 2017; 8(8): e110.

14) Yoshii T, et al: Clinical outcome of endoscopic mucosal resection for esophageal squamous cell cancer invading muscularis mucosa and submucosal layer. Dis Esophagus. 2013; 26(5): 496-502.

15) Minashi K, et al: Efficacy of endoscopic resection and selective chemoradiotherapy for Stage I esophageal squamous cell carcinoma. Gastroenterology. 2019; 157: 382-390.

3 cStage Ⅱ，Ⅲ食道癌治療のアルゴリズム

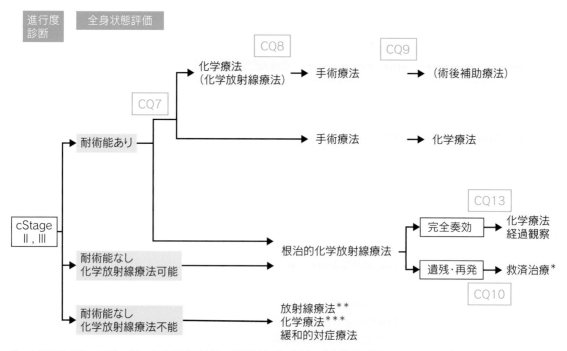

＊：内視鏡的切除，手術　＊＊：腎機能低下症例，高齢者など　＊＊＊：放射線照射歴のある患者など

要約　　cStage Ⅱ，Ⅲ食道癌の治療方針決定においては，CT 検査，上部消化管内視鏡検査，PET 検査などによる臨床病期診断を正確に行った上で，まずは全身状態の評価により耐術能の有無を判断する。耐術能に問題がない場合には，第一選択として術前化学療法を施行しその後に根治切除を行う。術前治療を行わない根治切除や術前化学放射線療法も選択肢の一つとなるが，手術療法を先行した場合は切除標本における病理診断に応じて（とくにリンパ節転移陽性例では）術後化学療法を考慮する。近年，術前化学放射線療法後に R0 切除が得られた患者に対する術後化学療法としてのニボルマブの有用性が報告された。耐術能はないが化学放射線療法が施行可能な症例や手術拒否例，あるいは一次治療として食道温存療法を希望する患者に対しては根治的化学放射線療法（50 Gy 以上）を考慮し，完全奏効が得られれば以後経過観察を，遺残や再発を来すような場合には救済治療としての外科的切除や内視鏡的切除も検討する。なお，耐術能がなく化学放射線療法も適応外の症例に対しては放射線療法（腎機能低下症例，高齢者など）や化学療法（放射線照射歴のある患者など），あるいは緩和的対症療法を考慮する。

CQ7	cStage Ⅱ，Ⅲ食道癌に対して，手術療法を中心とした治療と根治的化学放射線療法のどちらを推奨するか？
推奨文	cStage Ⅱ，Ⅲ食道癌に対して，手術療法を中心とした治療を行うことを弱く推奨する。（合意率：100%［28/28］，エビデンスの強さ：C）

［解説文］

　本CQに対する文献検索の結果，PubMed：363編，Cochrane：56編，医中誌：241編が抽出され，一次，二次スクリーニングを経て，28編を対象に定性的システマティックレビューを行った。3編のランダム化比較試験と22編の観察研究，3編のシステマティックレビューが存在した。

　手術療法と根治的化学放射線療法の治療成績を直接比較したランダム化比較試験は過去に3編の報告があった[1-3]。しかし，いずれも海外からの報告であるため，わが国とは治療レジメンが異なり，わが国の治療方針とは大きく異なるものであった。また観察研究に関しては，cStage Ⅱ，Ⅲ食道癌に対する手術療法と根治的化学放射線療法を比較したものは過去に22編あり，そのうちわが国からの報告は10編であった[4-24]。いずれもランダム化比較試験でないため，背景因子の差があることに加え，治療レジメンもわが国で現在標準的に行われているものと異なる報告である。生存期間の比較では，22編のうち10編において有意に手術群の全生存期間が延長された。一方，根治的化学放射線療法の全生存期間延長が示されたのは1編であった。3編のシステマティックレビューのうち，1編は手術群の全生存期間に対する有意性を報告したが，2編においては有意な差を認めなかった[25-27]。したがって，今回のシステマティックレビューの結果を用いて本CQへの結論を導くことは困難であった。

　毒性に関して，根治的化学放射線療法においてはJCOG9906試験で晩期毒性として，食道炎（Grade 3/4）13%，心嚢液貯留（Grade 3/4）16%，胸水貯留（Grade 3/4）9%が認められたことに加え，放射線性肺臓炎（Grade 3/4）が4%に生じ，死亡例が4例あったと報告されている[28]。一方，手術群においては，22編の観察研究のうちわが国からの6編において手術関連死亡の報告があり，手術関連死亡割合は0~4%と報告されている。さらにJCOG9907試験においては330例中2例で手術関連死亡が生じており，根治的化学放射線療法，手術療法いずれにおいても重篤な合併症が発生する可能性があることに留意が必要である[29]。

　以上のように根治的化学放射線療法と比較して手術療法が全生存割合を向上させるという根拠は少なく，毒性に関しても一定の危険性を伴う。しかし，JCOG9907試験において術前化学療法＋手術群の5年生存割合が55%であったのに対して，JCOG9906試験では37%であった。両試験を比較した付随研究であるJCOG1406A試験においては手術群が根治的化学放射線療法に対し有意に全生存割合を延長する結果であった（HR：1.72［95%CI：1.19-2.50]）[28,29]。さらに2022年1月に結果が報告されたJCOG1109試験では，それまでの標準治療であった術前CF療法に対し術前DCF療法は，生存期間を延長（3年生存割合：術前CF療法62.6%，DCF療法72.1%）（HR：0.68［95%CI：0.50-0.92]）した[30]。また，これまでにわが国で報告されている観察研究においても手術群の成績が良好とするものが多かったため，「cStage Ⅱ，Ⅲ食道癌に対して手術療法を中心とした治療を行う場合，DCF 3剤併用術前化学療法を強く推奨する」。

　cStage Ⅱ，Ⅲ食道癌を対象として根治的化学放射線療法を先行し，救済手術として手術介入を積極的に行うことの有用性を検討することを目的としたJCOG0909試験が行われ，最終解析

の結果報告が ASCO2020 で行われた[31,32]。JCOG0909 試験では，JCOG9906 試験で観察された有害事象の軽減と救済食道切除術のリスク軽減を目的とし，三次元治療計画，多門照射を導入したことに加え，1 回線量を 1.8 Gy，総線量 50.4 Gy に変更している。ASCO2020 で発表された最終解析の報告では，登録症例 96 症例のうち 2 症例が解析から除外され，完全奏効症例は 55 症例（59%）にみられた。5 年全生存割合 64.5%［95%CI：53.9-73.3］，5 年無再発生存割合 48.3%［95%CI：37.9-58.0］，5 年食道温存生存割合 54.9%［95%CI：44.3-64.4］であった。Grade 3 以上の晩期毒性を 8 例（8.5%）に認めた。救済手術を施行したのは 25 例（26.0%）であり（食道切除 20 例，リンパ節郭清のみ 5 例），そのうち 5 例（20.0%）で Grade 3/4 の手術関連合併症を認め，手術関連死亡が 1 例であったが，76.0% で R0 手術が可能であり，適応を検討することで救済手術は有効な治療選択肢になると考えられた。JCOG0909 試験の結果から，一次治療として手術療法を希望しない cStage Ⅱ，Ⅲ食道癌に対しては照射線量 50.4 Gy の根治的化学放射線療法が選択肢になると考えられる。

　手術療法を中心とした治療および根治的化学放射線療法はいずれも保険診療で行える治療であり，益と害のバランス，エビデンスの強さ，患者の希望などを勘案し，「cStage Ⅱ，Ⅲ食道癌に対して，手術療法を中心とした治療を行うことを弱く推奨する」とした。

参考文献

1）Stahl M, et al: Chemoradiation with and without surgery in patients with locally advanced squamous cell carcinoma of the esophagus. J Clin Oncol. 2005; 23(10): 2310-7.

2）Chiu PW, et al: Multicenter prospective randomized trial comparing standard esophagectomy with chemoradiotherapy for treatment of squamous esophageal cancer: early results from the Chinese University Research Group for Esophageal Cancer（CURE）. J Gastrointest Surg. 2005; 9(6): 794-802.

3）Bedenne L, et al: Chemoradiation followed by surgery compared with chemoradiation alone in squamous cancer of the esophagus: FFCD 9102. J Clin Oncol. 2007; 25(10): 1160-8.

4）Nomura M, et al: Comparison between neoadjuvant chemotherapy followed by surgery and definitive chemoradiotherapy for overall survival in patients with clinical Stage Ⅱ/Ⅲ esophageal squamous cell carcinoma（JCOG1406-A）. Jpn J Clin Oncol. 2017; 47(6): 480-6.

5）Hironaka S, et al: Nonrandomized comparison between definitive chemoradiotherapy and radical surgery in patients with T(2-3) N(any) M(0) squamous cell carcinoma of the esophagus. Int J Radiat Oncol Biol Phys. 2003; 57(2): 425-33.

6）Li XY, et al: Definitive chemoradiation therapy or surgery for clinical T1-3N0-1M0 thoracic esophageal squamous cell carcinoma: A propensity score matching analysis. Asian J Surg. 2019; 42(1): 350-5.

7）Chen CY, et al: Neoadjuvant vs definitive concurrent chemoradiotherapy in locally advanced esophageal squamous cell carcinoma patients. World J Surg Oncol. 2018; 16(1): 141.

8）Wang BY, et al: Survival after neoadjuvant chemoradiotherapy and oesophagectomy versus definitive chemoradiotherapy for patients with oesophageal squamous cell carcinoma. Br J Surg. 2019; 106(3): 255-62.

9）Naik KB, et al: Concurrent chemoradiotherapy with or without surgery for patients with resectable esophageal cancer: An analysis of the National Cancer Data Base. Cancer. 2017; 123(18): 3476-85.

10）Yamashita H, et al: A single institutional non-randomized retrospective comparison between definitive chemoradiotherapy and radical surgery in 82 Japanese patients with resectable esophageal squamous cell carcinoma. Dis Esophagus. 2008; 21(5): 430-6.

11）Matsuda S, et al: Comparison of transthoracic esophagectomy with definitive chemoradiotherapy as initial treatment for patients with esophageal squamous cell carcinoma who could tolerate transthoracic esophagectomy. Ann Surg Oncol. 2015; 22(6): 1866-73.

12）Chan R, et al: Bi-modality (chemo-radiation) versus tri-modality (chemo-radiation followed by surgery) treatment for carcinoma of the esophagus. Dis Esophagus. 2001; 14(3-4): 202-7.

13) Karran A, et al: Propensity score analysis of oesophageal cancer treatment with surgery or definitive chemoradiotherapy. Br J Surg. 2014; 101(5): 502-10.

14) Yamashita H, et al: A retrospective comparison of clinical outcomes and quality of life measures between definitive chemoradiation alone and radical surgery for clinical stage Ⅱ-Ⅲ esophageal carcinoma. J Surg Oncol. 2009; 100(6): 435-41.

15) Yamashita H, et al: Survival comparison between radical surgery and definitive chemoradiation in 267 esophageal squamous cell carcinomas in a single institution: A propensity-matched study. PLoS One. 2017; 12(5): e0177133.

16) Morgan MA, et al: Stage-for-stage comparison of definitive chemoradiotherapy, surgery alone and neoadjuvant chemotherapy for oesophageal carcinoma. Br J Surg. 2009; 96(11): 1300-7.

17) Nomura M, et al: Comparison between surgery and definitive chemoradiotherapy for patients with resectable esophageal squamous cell carcinoma: a propensity score analysis. Int J Clin Oncol. 2016; 21(5): 890-8.

18) Adams R, et al: A prospective comparison of multidisciplinary treatment of oesophageal cancer with curative intent in a UK cancer network. Eur J Surg Oncol. 2007; 33(3): 307-13.

19) Ariga H, et al: Prospective comparison of surgery alone and chemoradiotherapy with selective surgery in resectable squamous cell carcinoma of the esophagus. Int J Radiat Oncol Biol Phys. 2009; 75(2): 348-56.

20) Shao MS, et al: Definitive or Preoperative Chemoradiation Therapy for Esophageal Cancer: Patterns of Care and Survival Outcomes. Ann Thorac Surg. 2016; 101(6): 2148-54.

21) Haefner MF, et al: Neoadjuvant versus definitive chemoradiotherapy for locally advanced esophageal cancer : Outcomes and patterns of failure. Strahlenther Onkol. 2018; 194(2): 116-24.

22) Wang BY, et al: Comparison Between Esophagectomy and Definitive Chemoradiotherapy in Patients With Esophageal Cancer. Ann Thorac Surg. 2019; 107(4): 1060-7.

23) Nagata M, et al: Neoadjuvant chemoradiotherapy followed by esophagectomy versus definitive chemoradiotherapy in resectable stage Ⅱ/Ⅲ (T1-3N0, 1M0) esophageal squamous cell carcinoma. Esophagus. 2006; 3(3): 105-11.

24) Hsu FM, et al: Improved local control by surgery and paclitaxel-based chemoradiation for esophageal squamous cell carcinoma: results of a retrospective non-randomized study. J Surg Oncol. 2008; 98(1): 34-41.

25) Voeten DM, et al: Definitive Chemoradiotherapy Versus Trimodality Therapy for Resectable Oesophageal Carcinoma: Meta-analyses and Systematic Review of Literature. World J Surg. 2019; 43(5): 1271-85.

26) Li F, et al: The current optimal multimodality treatments for oesophageal squamous-cell carcinoma: A systematic review and meta-analysis. Int J Surg. 2018; 60: 88-100.

27) Vellayappan BA, et al: Chemoradiotherapy versus chemoradiotherapy plus surgery for esophageal cancer. Cochrane Database Syst Rev. 2017; 8(8): CD010511.

28) Kato K, et al: Phase Ⅱ study of chemoradiotherapy with 5-fluorouracil and cisplatin for Stage Ⅱ-Ⅲ esophageal squamous cell carcinoma: JCOG trial (JCOG 9906). Int J Radiat Oncol Biol Phys. 2011; 81(3): 684-90.

29) Ando N, et al: A randomized trial comparing postoperative adjuvant chemotherapy with cisplatin and 5-fluorouracil versus preoperative chemotherapy for localized advanced squamous cell carcinoma of the thoracic esophagus (JCOG9907). Ann Surg Oncol. 2012; 19(1): 68-74.

30) Kato K, et al: A randomized controlled phase Ⅲ trial comparing two chemotherapy regimen and chemoradiotherapy regimen as neoadjuvant treatment for locally advanced esophageal cancer, JCOG1109 NExT study. J Clin Oncol. 2022; 40(4_suppl): 238.

31) Takeuchi H, et al: A Single-Arm Confirmatory Study of Definitive Chemoradiotherapy Including Salvage Treatment for Clinical Stage Ⅱ/Ⅲ Esophageal Squamous Cell Carcinoma (JCOG0909 Study). Int J Radit Oncol Biol Phys, in press.

32) Ito Y, et al: Final analysis of single—arm confirmatory study of definitive chemoradiotherapy includingsalvage treatment in patients with clinical stage Ⅱ/Ⅲ esophageal carcinoma: JCOG0909. J Clin Oncol. 2020; 38(15_suppl): 4545.

CQ8	cStage Ⅱ，Ⅲ食道癌に対して手術療法を中心とした治療を行う場合，術前化学療法，術前化学放射線療法のどちらを推奨するか？
推奨文	cStage Ⅱ，Ⅲ食道癌に対して手術療法を中心とした治療を行う場合，DCF3剤併用術前化学療法を強く推奨する。（**合意率：84％［21/25］，エビデンスの強さ：A**）

解説文

　手術療法を中心とした治療を行う cStage Ⅱ，Ⅲ食道癌に対しては，JCOG9907試験[1]の結果をもとに，シスプラチン＋5-FU による術前化学療法＋手術療法がわが国における標準治療として推奨されてきた。しかし，術前補助療法の内容について，化学療法の強度を高めたレジメン，放射線を加味したレジメンの是非など，多数の議論がある。

　本CQに対する文献検索の結果，PubMed：278編，Cochrane：47編，医中誌293編が抽出され，一次，二次スクリーニングを経て6編のランダム化比較試験と3編の観察研究に対して定性的システマティックレビューを行った。

　術前化学療法＋手術療法と術前化学放射線療法＋手術療法の治療成績を比較した試験は海外から3編のランダム化比較試験[2-4]と3編の観察研究[5-7]があった。いずれの試験においても，術前化学療法＋手術療法と術前化学放射線療法＋手術療法の5年生存割合に有意な差は認められなかった。術前化学療法＋手術療法と術前化学放射線療法＋手術療法の有害事象を比較した試験は海外から4編のランダム化比較試験があった。両者の間に手術関連および非関連死亡率，術後90日以内死亡率に関して有意な差は認めなかったが[4,8]，重症の有害事象は，術前化学放射線療法＋手術療法で有意に高い確率で起こっており[8]，術前治療後の嚥下痛，術後の心機能，咳嗽等の QOL 低下に関しても術前化学放射線療法＋手術療法で有意に多く認められていた[9,10]。しかし，これらの報告は本邦では症例数の少ない食道腺癌あるいは食道胃接合部癌を多く含む検討であり，また化学療法のレジメン，用量，および放射線照射量もわが国で現在標準的に行われているものと異なっているため，本CQの回答として外挿することは困難であると考えられる。

　一方わが国においては，手術療法を前提とした cStage Ⅱ，Ⅲ食道癌に対する術前補助療法を3群で比較する JCOG1109試験[11]の結果が2022年1月公表され[12]，本CQに対する一定の結論が得られた（ASCO-GI2022で発表され，現在論文投稿中）。その内容は，シスプラチン＋5-FU（術前 CF 群）による2剤併用術前化学療法，ドセタキセル＋シスプラチン＋5-FU（術前DCF 群）による3剤併用術前化学療法，術前 CF＋41.4 Gy 照射による術前化学放射線療法（術前 CF-RT 群）の3群を設定し，従来の標準治療 CF 群と DCF 群を比較する，および，CF 群と CF-RT 群を比較する第Ⅲ相ランダム化比較試験である。その結果，DCF 群が CF 群に対して有意に全生存期間を延長する効果が認められ，また，周術期合併症も増加せず許容範囲であった。一方，CF-RT 群は，CF 群に対して全生存期間で優越性を示すことはできなかった[12]。

　術前化学療法，術前化学放射線療法はいずれも保険診療で行える治療であり，益と害のバランス，エビデンスの強さ，患者の希望などを勘案し，「cStage Ⅱ，Ⅲ食道癌に対して手術療法を中心とした治療を行う場合，DCF3剤併用術前化学療法を強く推奨する」とした。ただし，JCOG1109試験は，75歳までの症例が適応であり，また，多くの食道癌患者を扱う JCOG 参加施設を対象とした臨床試験であることに鑑み，高齢者や併存症などで3剤併用化学療法が困難と想定される症例や，3剤併用化学療法に経験が少ない施設等では，従来のシスプラチン＋5-

FUの2剤による術前化学療法も選択肢として残る。また，T3brである症例に対する術前化学放射線療法の意義が否定されたわけではなく，症例に応じて照射を加味した術前治療も考慮される。

参考文献

1）Ando N, et al: A randomized trial comparing postoperative adjuvant chemotherapy with cisplatin and 5-fluorouracil versus preoperative chemotherapy for localized advanced squamous cell carcinoma of the thoracic esophagus（JCOG9907）. Ann Surg Oncol. 2012; 19(1): 68-74.

2）Burmeister BH, et al: Is concurrent radiation therapy required in patients receiving preoperative chemotherapy for adenocarcinoma of the oesophagus? A randomised phase II trial. Eur J Cancer. 2011; 47(3): 354-60.

3）von Döbeln GA, et al: Neoadjuvant chemotherapy versus neoadjuvant chemoradiotherapy for cancer of the esophagus or gastroesophageal junction: long-term results of a randomized clinical trial. Dis Esophagus. 2019; 32(2).

4）Stahl M, et al: Preoperative chemotherapy versus chemoradiotherapy in locally advanced adenocarcinomas of the oesophagogastric junction（POET）: Long-term results of a controlled randomised trial. Eur J Cancer. 2017; 81: 183-90.

5）Xiang M, et al: Survival after neoadjuvant approaches to gastroesophageal junction cancer. Gastric Cancer. 2020; 23(1): 175-83.

6）Spicer JD, et al: Preoperative Chemoradiation Therapy Versus Chemotherapy in Patients Undergoing Modified En Bloc Esophagectomy for Locally Advanced Esophageal Adenocarcinoma: Is Radiotherapy Beneficial? Ann Thorac Surg. 2016; 101(4): 1262-9; discussion 1969-70.

7）Miller JA, et al: Radiation With Neoadjuvant Chemotherapy Does Not Improve Outcomes in Esophageal Squamous Cell Cancer. J Surg Res. 2019; 236: 259-65.

8）Klevebro F, et al: Morbidity and mortality after surgery for cancer of the oesophagus and gastro-oesophageal junction: A randomized clinical trial of neoadjuvant chemotherapy vs. neoadjuvant chemoradiation. Eur J Surg Oncol. 2015; 41(7): 920-6.

9）Zhang Z, et al: Impact of neoadjuvant chemotherapy and chemoradiotherapy on postoperative cardiopulmonary complications in patients with esophageal cancer. Dis Esophagus. 2017; 30(4): 1-7.

10）Sunde B, et al: Health-related quality of life in a randomized trial of neoadjuvant chemotherapy or chemoradiotherapy plus surgery in patients with oesophageal cancer（NeoRes trial）. Br J Surg. 2019; 106(11): 1452-63.

11）Nakamura K, et al: Three-arm phase III trial comparing cisplatin plus 5-FU（CF）versus docetaxel, cisplatin plus 5-FU（DCF）versus radiotherapy with CF（CF-RT）as preoperative therapy for locally advanced esophageal cancer（JCOG1109, NExT study）. Jpn J Clin Oncol. 2013; 43(7): 752-5.

12）Kato K, et al: A randomized controlled phase III trial comparing two chemotherapy regimen and chemoradiotherapy regimen as neoadjuvant treatment for locally advanced esophageal cancer, JCOG1109 NExT study. J Clin Oncol. 2022; 40(4_suppl): 238.

CQ9	cStage Ⅱ，Ⅲ食道癌に術前補助療法＋手術療法を行った場合，術後補助療法を推奨するか？
推奨文	① cStage Ⅱ，Ⅲの食道癌に対して，術前化学放射線療法および手術療法を行い，根治切除が得られるも病理学的完全奏効が得られない場合，組織型や腫瘍細胞における PD-L1 の発現によらず，術後ニボルマブ療法を行うことを強く推奨する。**（合意率：81%［21/26］，エビデンスの強さ：A）** ② cStage Ⅱ，Ⅲの食道癌に対して，術前化学療法および手術療法を行い，根治切除が得られるも病理学的完全奏効が得られない場合，術後ニボルマブ療法については，現時点では推奨度を決定することができない。**（合意率：92%［24/26］，エビデンスの強さ：D）**

解説文

　本 CQ に対する文献検索の結果，PubMed：208 編，Cochrane：31 編，医中誌：101 編，および追加 2 編が一次スクリーニングされ，二次スクリーニングを経て 3 編のランダム化比較試験[1-3]に対して定性的システマティックレビューを行った。

　cStage Ⅱ，Ⅲ胸部食道扁平上皮癌に対しては，JCOG9204 試験で術後化学療法の手術療法単独に対する優越性[1]，JCOG9907 試験により術前化学療法の術後化学療法に対する優越性が示され[2]，術前化学療法＋手術療法が現在の本邦における標準治療となっていた。本 CQ 内容と一致するランダム化比較試験は，海外からの 1 編の報告のみであった[3]。このランダム化比較試験の結果は，5 年無再発生存割合が，術前化学療法＋根治手術後に補助化学療法を実施群で 35.0%，非実施群で 19.1%，HR：0.62，p 値＜0.001 であった[3]。しかし，本ランダム化比較試験では，ランダム化・コンシールメント・術前ステージングについての詳細な記載がないことや術式・化学療法が本邦と異なることなどより，直ちに本邦の実臨床に適用するには問題があると考えられる。また，欧州では，食道腺癌を対象として，術前・術後化学療法に関するランダム化比較試験が行われており[4,5]，本 CQ に外挿することは困難である。

　そして，2021 年，術後化学療法としてのニボルマブの有用性に関する CheckMate 577 試験の新たなエビデンスが公表された[6]。本試験は，日本を含めた国際第Ⅲ相ランダム化比較試験で，cStage Ⅱ，Ⅲの食道癌または食道胃接合部癌を有し，術前化学放射線療法の後に R0 切除が得られた患者を対象とした。登録患者は，ニボルマブ群もしくはプラセボ群に 2：1 で割り付けられ（ニボルマブ群：532 例，プラセボ群：262 例の合計 794 例），主要評価項目である無病生存期間は，ニボルマブ群 22.4 カ月（95%CI：16.6～34.0 カ月），プラセボ群 11.0 カ月（95%CI：8.3～14.3 カ月）であり，ニボルマブ群の優越性が証明された（HR：0.69，96.4%CI：0.56-0.86，p 値＜0.001）。

　CheckMate 577 試験においては，① 日本人集団のみの有効性や安全性に関する報告がない点，② 術前化学療法を行った場合の有効性，安全性は明らかでない点，③ 術前療法で病理学的完全奏効が得られた場合のニボルマブの有効性は明らかではない点，④ 全生存期間に関するデータは示されておらず，再発後の治療効果等も加味した長期的な有効性については現時点では明らかでない点，などがガイドラインとして推奨するうえで，注意を要する。しかし，全体集団において，術後化学療法としてのニボルマブの有用性は明らかであり，さらに，忍容性は良好で，有害事象の発生割合は許容内と報告されている。

　そこで，益と害のバランスを考慮したうえで，術後化学療法の推奨レジメンとして，

① cStage Ⅱ，Ⅲの食道癌に対して，術前化学放射線療法および手術療法を行い，根治切除が

得られるも病理学的完全奏効が得られない場合，組織型や腫瘍細胞における PD-L1 の発現によらず，術後ニボルマブ療法を行うことを強く推奨する。（合意率：81%［21/26］，エビデンスの強さ：A）

② cStage Ⅱ，Ⅲの食道癌に対して，術前化学療法および手術療法を行い，根治切除が得られるも病理学的完全奏効が得られない場合，術後ニボルマブ療法については，現時点で推奨を決定することができない。（合意率：92%［24/26］，エビデンスの強さ：D）

とした。

参考文献

1) Ando N, et al: Surgery plus chemotherapy compared with surgery alone for localized squamous cell carcinoma of the thoracic esophagus: a Japan Clinical Oncology Group Study—JCOG9204. J Clin Oncol. 2003; 21(24): 4592-6.

2) Ando N, et al: A randomized trial comparing postoperative adjuvant chemotherapy with cisplatin and 5-fluorouracil versus preoperative chemotherapy for localized advanced squamous cell carcinoma of the thoracic esophagus（JCOG9907）. Ann Surg Oncol. 2012; 19(1): 68-74.

3) Zhao Y, et al: Perioperative versus Preoperative Chemotherapy with Surgery in Patients with Resectable Squamous Cell Carcinoma of Esophagus: A Phase Ⅲ Randomized Trial. J Thorac Oncol. 2015; 10(9): 1349-56.

4) Cunningham D, et al: Perioperative chemotherapy versus surgery alone for resectable gastroesophageal cancer. N Engl J Med. 2006; 355(1): 11-20.

5) Ychou M, et al: Perioperative chemotherapy compared with surgery alone for resectable gastroesophageal adenocarcinoma: an FNCLCC and FFCD multicenter phase Ⅲ trial. J Clin Oncol. 2011; 29(13): 1715-21.

6) Kelly RJ, et al: Adjuvant Nivolumab in Resected Esophageal or Gastroesophageal Junction Cancer. N Eng J Med. 2021; 384(13): 1191-203.

■ Clinical Question

CQ10	治療前切除可能食道癌の化学放射線療法後に遺残・再発を認めた場合，救済手術を行うことを推奨するか？
推奨文	治療前切除可能食道癌の化学放射線療法後に遺残・再発を認めた場合，救済手術を行うことを弱く推奨する。（合意率：96.4%［27/28］，エビデンスの強さ：C）

（解説文）

　根治的化学放射線療法後に遺残または再発を認めた場合の治療選択肢は限られている。切除可能であれば救済手術が唯一の根治治療とされているが，高い周術期死亡率が報告されており，その有用性は明らかでない。

　本CQに対する文献検索の結果，PubMed：337編，Cochrane：144編，医中誌：100編が該当した。一次，二次スクリーニングを行い，後ろ向き研究6編[1-6]を抽出した。短期成績である30日死亡，長期成績に相当する3年生存割合，5年生存割合について評価した結果，2編[5,6]が除外された。最終的に4編[1-4]と，論文未発表で，ASCO GI発表であるJCOG0909試験の結果1編を加えて評価を行った。2編は根治的化学放射線療法後の救済手術群と術前化学放射線療法後の計画的手術群の比較検討（うち1編はプロペンシティスコアマッチング法）が行われていた。1編は救済化学放射線療法群との比較検討が行われていた。もう2編は救済手術群のみの解析が行われていた。いずれも本CQへの直接性は低く，救済手術療法と非手術療法を比較したランダム化比較試験は存在しない。したがって根治的化学放射線療法後の遺残または再発に

対する救済手術の治療成績を検討した。

　根治的化学放射線療法後の救済手術群と術前化学放射線療法後の計画的手術群の比較検討はいずれも海外からの報告であるが，救済手術後の30日死亡割合は3.1〜11.4％，術前化学放射線療法後の計画的手術後の30日死亡割合は4.6〜8.4％であり，有意差を認めなかった。救済手術後の3年生存割合は20〜48％であった。術前化学放射線療法後の計画的手術後の3年生存割合43.4〜55％であり有意差を認めなかった。

　わが国において，治療前切除可能食道癌に対し初回治療として手術療法を希望しなかったcStage ⅡまたはⅢ（T4を除く）症例に対する根治的化学放射線療法の有用性を検討したJCOG9906試験では，生存期間の中央値は29カ月，3年全生存割合は44.7％，5年全生存割合は36.8％であった。76例が登録され，遺残または再発に対して結果的に救済手術を施行したのは10例（13.2％）であった。救済手術例の生存期間の中央値は16.7カ月，3年全生存割合は40％であった[7]。一方，JCOG0909試験は同じ対象であるが，遺残または再発に対しては救済内視鏡または救済手術を施行することを前提に行われた。96例が登録され解析対象となった94例のうち，遺残または再発に対して救済手術を施行したのは27例（28.7％）で，R0切除は19例（76.0％）であった。救済手術症例のGrade 3以上の合併症は5例（20.0％）に認められ，周術期死亡は1例（4.0％）であった。主要評価項目の3年全生存割合は74.2％と良好な成績であり，遺残または再発に対する救済手術を前提とした，切除可能食道癌に対する根治的化学放射線療法の有用性が報告された。

　根治的化学放射線療法後に遺残または再発を認めた場合，切除可能であれば救済手術が唯一の根治治療である。根治的化学放射線療法における放射線療法は三次元治療計画により，腫瘍やリスク臓器の線量を考慮した高精度治療が行われ，至適総線量や照射領域も工夫がされている。一方，遺残・再発に対する救済手術は手術手技の工夫や周術期管理の進歩もあり，周術期合併症や周術期死亡は減少している。安全性を十分に配慮した手術療法と周術期管理，それら手術リスクへの患者理解・同意が必須であるが，治療前切除可能食道癌の化学放射線療法後に遺残・再発を認めた場合，救済手術を行うことを弱く推奨する。

参考文献

1) Markar S, et al: Salvage Surgery After Chemoradiotherapy in the Management of Esophageal Cancer: Is It a Viable Therapeutic Option? J Clin Oncol. 2015; 20(33): 3866-73.

2) Chen Y, et al: Comparison of salvage chemoradiation versus salvage surgery for recurrent esophageal squamous cell carcinoma after definitive radiochemotherapy or radiotherapy alone. Dis Esophagus. 2014; 27(2): 134-40.

3) Watanabe M, et al: Salvage Esophagectomy After Definitive Chemoradiotherapy for Patients with Esophageal Squamous Cell Carcinoma: Who Really Benefits from this High-Risk Surgery? Ann Surg Oncol. 2015; 22(13): 4438-44.

4) Marks JL, et al: Salvage esophagectomy after failed definitive chemoradiation for esophageal adenocarcinoma. Ann Thorac Surg. 2012; 94(4): 1126-32.

5) Akutsu Y, et al: Is the outcome of a salvage surgery for T4 thoracic esophageal squamous cell carcinoma really poor? World J Surg. 2014; 38(11): 2891-97.

6) Kiyozumi Y, et al: Prognostic Factors of Salvage Esophagectomy for Residual or Recurrent Esophageal Squamous Cell Carcinoma After Definitive Chemoradiotherapy World J Surg. 2018; 42(9): 2887-93.

7) Kato K, et al: Phase Ⅱ study of chemoradiotherapy with 5-fluorouracil and cisplatin for Stage Ⅱ-Ⅲ esophageal squamous cell carcinoma: JCOG trial(JCOG 9906). Int J Rad Onol Biol Phys. 2011; 81(3): 681-90.

8) Ito Y, et al: Final analysis of single—arm confirmatory study of definitive chemoradiotherapy includingsalvage treatment in patients with clinical stage Ⅱ/Ⅲ esophageal carcinoma: JCOG0909. J Clin Oncol. 2020; 38(15_suppl): 4545.

■ Clinical Question

CQ11	（化学）放射線療法後，食道内のみの遺残・再発食道癌（cT1b）に，内視鏡治療は推奨できるか？
推奨文	（化学）放射線療法後，食道内のみの遺残・再発食道癌（cT1b）に，光線力学的療法（PDT：Photodynamic therapy）を弱く推奨する。（合意率：85.7％［24/28］，エビデンスの強さ：C）

〔解説文〕

　食道癌に対する（化学）放射線療法後の食道内のみの遺残・再発食道癌（cT1b）に対する内視鏡治療として光線力学的療法（PDT），内視鏡的切除（ER），アルゴンプラズマ凝固療法（APC）が報告されている。本CQに対して，文献検索を行った結果，PubMed：267編，Cochrane：46編，医中誌：284編が抽出された。二次スクリーニング後に抽出された3編の前向き無対照研究[1-3]，10編の観察研究[4-13]を対象に，それぞれの治療法に対して定性的システマティックレビューを行った。

　（化学）放射線療法後の食道内のみの遺残・再発食道癌（cT1b）を認めた際に，まずは低侵襲の内視鏡治療が考慮される。種々の内視鏡治療の妥当性を検討するために局所完全奏効割合（Local CR, L-CR），全生存期間，偶発症発生割合，治療関連死亡割合を検討した。

　遺残・再発食道癌（cT1b）における内視鏡治療は局所制御を目的としているため，L-CRが内視鏡治療の妥当性を評価するために適した指標と考えられる。PDTでcT1bだけを対象とした2報の多施設前向き試験と2報の後ろ向き観察研究においてL-CRは69.6～100％と報告され[1,2,4,5]，まとめると76.4％（110/144）であった。cT1を対象とした単施設前向き試験では83.3％（12例）[3]と報告され，全て合わせると76.9％（120/156）となった。

　ERでは明確にcT1b-SM2を対象とした成績は1編（6例）のみで，施行されたESDのL-CRは100％であった[6]。cT1aを含めた報告ではEMRを主体としているcM/SMの72例を対象とした報告[7]，cM/SM1の45例を対象とした報告[8]があり，L-CRは100％であったが，cM/SM1を対象にESDを行った35例の報告[9]ではL-CRは89％であった。先に挙げた報告[6]ではM/SMの19例にESDが施行されL-CRは100％であった。一括切除率はEMR主体では46～51％[7,8]に対して，ESDでは86～100％[6,9]と高かった。一方，ESDでは治療を完遂できない症例があり，L-CRでやや劣るが，EMRで困難と思われる症例やESD導入期の成績が含まれていることを考えると明らかに優劣はないと考えられた。APCは6例のT1bに施行した1編があるが，L-CRは17％と低かった[10]。

　内視鏡治療の偶発症の発生率についてPDTにおけるGrade 3以上の偶発症は0～10％と報告されている[1-5,7,11]。Grade 3のリンパ球減少2例（7.7％）[1]，内視鏡的止血術を要した出血1例（5％）[11]が報告され，PDT照射部位の消化管出血による死亡例1例（4％）[2]，食道瘻から肺炎をきたした死亡例1例（5％）[11]が報告されている。ER[6,8,9,12,13]，APC[10]ではGrade 3以上の偶発症の報告はなかった。

　全生存割合については同じ基準で報告されておらず，比較は困難である。根治的化学放射線療法前のcStageに大きく左右されるため，L-CRを比較することが適していると考えられた。

入院期間，治療コストに関する報告はなかった。

　cT1b-SM2 に対する内視鏡治療として PDT，ER，APC が報告されるが，PDT が多く適応されており，良好な成績が示されている。ER は PDT より低侵襲であり考慮されてよいが，技術的困難性に十分に配慮すると適応可能な症例は限定され，報告の少ない理由と考えられた。APC は安全であったが L-CR が十分ではない。cT1a に対しては ER が低侵襲で治療成績も十分良いため適していると考えられる。EMR/ESD は部位，技量に応じて選択してよいが EMR の方が完遂しやすい手技であり，ESD を選択する際は安全性に留意する必要がある。また，limitation として PDT 以外の内視鏡治療は，後ろ向き観察研究が主であることと，多くの報告がハイボリュームセンターの成績であることが挙げられる。さらに根治的化学放射線療法後再発病変の深達度診断は十分に一般化しておらず，同じ基準に基づいているとは言えないことが評価を難しくしている。

　（化学）放射線療法後，食道内のみの遺残・再発食道癌（cT1b）に対する手術療法と内視鏡治療を比較した試験はなかった。一方，同様の対象に対する PDT の前向き試験は複数あり，有効性が示されていることから，PDT におけるアウトカム全般に関する全体的なエビデンスの強さ（確実性）は C と判定した。一方で他の益と害のバランスや価値観・好みやコストは，高い L-CR 率と侵襲度の低さから PDT を支持する結果であり，弱く推奨するとした。

参考文献

1) Yano T, et al: A multicenter phase Ⅱ study of salvage photodynamic therapy using talaporfin sodium（ME2906）and a diode laser（PNL6405EPG）for local failure after chemoradiotherapy or radiotherapy for esophageal cancer. Oncotarget. 2017; 8(13): 22135-44.

2) Yano T, et al: Photodynamic therapy as salvage treatment for local failure after chemoradiotherapy in patients with esophageal squamous cell carcinoma: A phase Ⅱ study. Int J Cancer 2012; 131(5): 1228-34.

3) Ishida N, et al: Photodynamic Therapy Using Talaporfin Sodium for Local Failure after Chemoradiotherapy or Radiotherapy for Esophageal Cancer: A Single Center Experience. J Clin Med. 2020; 9(5): 1729-39.

4) Amanuma Y, et al: Association of local complete response with prognosis after salvage photodynamic therapy for esophageal squamous cell carcinoma. Dig Endosc. 2021; 33(3): 353-63.

5) Minamide T, et al: Advantages of salvage photodynamic therapy using talaporfin sodium for local failure after chemoradiotherapy or radiotherapy for esophageal cancer. Surg Endosc. 2020; 34(2): 899-906.

6) Takeuchi M, et al: Salvage endoscopic submucosal dissection in patients with local failure after chemoradiotherapy for esophageal squamous cell carcinoma. Scand J Gastroenterol. 2013; 48(9): 1095-101.

7) Hombu T, et al: Salvage endoscopic resection（ER）after chemoradiotherapy for esophageal squamous cell. Dig Endosc. 2018; 30(3): 338-46.

8) Ego M, et al: Long-term outcomes of patients with recurrent squamous cell carcinoma of the esophagus undergoing salvage endoscopic resection after definitive chemoradiotherapy. Surg Endosc. 2021 Apr; 35(4): 1766-76.

9) Nakajo K, et al: Technical feasibility of endoscopic submucosal dissection for local failure after chemoradiotherapy or radiotherapy for esophageal squamous cell carcinoma. Gastrointest Endosc. 2018; 88(4): 637-46.

10) Matsutani T, et al: Salvage Endoscopic Argon Plasma Coagulation After Chemoradiotherapy for Inoperable Esophageal Cancer. Surg Laparosc Endosc Percutan Tech. 2017; 27(5): 384-90.

11) 天沼裕介, 他. 食道癌に対する PDT: 薬事承認後の食道癌に対するレザフィリン PDT の臨床成績. 日レーザー医会誌. 2019; 40(1): 57-61.

12) Saito Y, et al: Endoscopic submucosal dissection of recurrent or residual superficial esophageal cancer after chemoradiotherapy. Gastrointest Endosc. 2008; 67(2): 355-9.

13) Makazu M, et al: Feasibility of endoscopic mucosal resection as salvage treatment for patients with local failure after definitive chemoradiotherapy for stage IB, II, and III esophageal squamous cell cancer. Dis Esophagus. 2014; 27(1): 42-9.

4 cStage ⅣA 食道癌治療のアルゴリズム

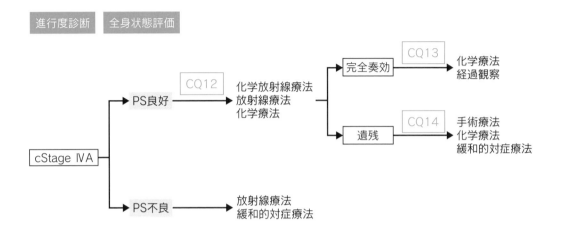

要約　cStage ⅣA 食道癌は切除不能であるが，病変が局所にとどまっている状態であり，患者の忍容性が良好な場合，化学放射線療法による根治が期待できる。化学放射線療法においては治療中のみならず，治療終了後の晩期有害事象についても注意を要する。また，化学放射線療法後の遺残や再発例に対する救済手術は手術関連死亡が増加する可能性があり，腫瘍の状況や患者の状態，他の選択肢など，益と害のバランスに十分配慮して総合的に判断する必要がある。

化学放射線療法に忍容性がない場合，放射線単独療法を検討するが，化学放射線療法と比較し治療成績が劣ることが報告されている。

■ Clinical Question

CQ12　切除不能 cStage ⅣA 食道癌に対して化学放射線療法を行うことを推奨するか？

推奨文　切除不能 cStage ⅣA 食道癌に対して根治的化学放射線療法を行うことを弱く推奨する。（合意率：100%［28/28］，エビデンスの強さ：C）

（解説文）

本 CQ に対して文献検索を行った結果，PubMed：271 編，Cochrane：22 編，医中誌：147 編が抽出され，それ以外に 4 編の論文が追加された。一次スクリーニングで 93 編の論文が抽出され，二次スクリーニングで抽出された 7 編の論文に対して定性的システマティックレビューを行った。なお CQ に一致した PICO が設定されていた論文はなく，根治的化学放射線療法に関する第Ⅰ，Ⅱ相試験が 4 編，導入化学療法に関する第Ⅱ相試験が 1 編，化学放射線療法を含むランダム化比較試験は 2 編抽出された。

III

食道癌治療のアルゴリズムおよびアルゴリズムに基づいた治療方針

39

根治的化学放射線療法は切除不能局所進行食道癌において根治が期待できる治療選択肢の一つである。その一方，化学放射線療法の奏効により致死的な合併症（腫瘍穿孔・穿通）を来す可能性を有することも知られている。わが国における PS 良好な切除不能局所進行食道癌への治療は JCOG0303 の結果から根治的化学放射線療法が選択されることが多いが，その治療導入による長期生存割合（メリット）と致死的合併症発生割合（デメリット）について比較し，本治療法の妥当性について検討した。

　治療成績としては長期生存に関するデータは乏しいものの，2 年または 3 年全生存割合がおおよそ 20〜30％と報告されている[1-3]ことから，長期生存が得られる患者の割合は 15〜20％程度存在するものと予想される。また各報告のなかには一定数の PS2 患者が含まれており，「健康時からの体重減少」など PS 不良にまつわる因子を有する症例における予後が不良であるという共通点が認められており，長期生存例には PS 良好例の割合が多く含まれている可能性がある。一方で，切除不能 cStage ⅣA 患者における治療導入のリスクである，致死的合併症（穿孔・穿通）はおおよそ 10〜20％の患者に認められていた。

　抽出された論文のうち，1 編は切除不能局所進行食道癌に対する，放射線単独療法と化学放射線療法に関する比較であった[1]。やや古く質の低いランダム化比較試験と考えられ，照射/化学療法スケジュールは現在のものと大きく異なることに注意を要するものの，結果としては両群における生存期間に差は認められなかった。その他の 5 編のうち，3 編が化学放射線療法[2-4]，そして 2 編が導入化学療法後に化学放射線療法を行った単群の前向き試験[5,6]であった（注：JCOG0303 はランダム化比較試験だが，両群ともに化学放射線療法であるため，本項では単群の前向き試験として扱っている）。

　今回参考とした論文で用いられている化学療法レジメンは，フッ化ピリミジン＋シスプラチン療法が主であり，わが国でも保険診療内で実施可能である。

　以上の結果から，益と害のバランス，エビデンスの程度，患者の希望などを勘案し，PS 良好な切除不能 cStage ⅣA 食道癌に対する根治的化学放射線療法については，他の治療選択肢（無治療，放射線単独，化学療法単独等）との直接的な比較を行ったデータは存在しないものの，治療導入により一定の割合で根治および長期生存が見込める治療法と考えられ，推奨文は「切除不能 cStage ⅣA 食道癌に対して根治的化学放射線療法を行うことを弱く推奨する」とした。ただし，その治療導入には 10〜20％程度の致死的合併症のリスクは不可避であり，治療のメリット・デメリットについて医師-患者間での十分な話し合いの上で選択すべき治療方法である。

　近年化学療法の進歩により，高い抗腫瘍効果を有する治療が開発され，切除不能局所進行食道癌に対して導入化学療法を行い，切除不能因子を解除した上で根治手術を行う治療開発が行われてきた。第Ⅱ相試験では全生存期間中央値 約 34 カ月，治療関連死亡割合 0％と報告[7]されており非常に有望な結果であったことから，切除不能局所進行食道癌に対する根治的化学放射線療法と導入化学療法後に手術療法を行う治療戦略を比較するランダム化比較試験（JCOG1510）[8]が進行中である。

参考文献

1) Slabber CF, et al: A randomized study of radiotherapy alone versus radiotherapy plus 5-fluorouracil and platinum in patients with inoperable, locally advanced squamous cancer of the esophagus. Am J Clin Oncol. 1998; 21 (5): 462-5.

2) Shinoda M, et al: Randomized study of low-dose versus standard-dose chemoradiotherapy for unresectable esophageal squamous cell carcinoma（JCOG0303）. Cancer Sci. 2015; 106(4): 407-12.

3) Ishida K, et al: Phase Ⅱ study of cisplatin and 5-fluorouracil with concurrent radiotherapy in advanced squamous cell carcinoma of the esophagus: a Japan Esophageal Oncology Group（JEOG）/ Japan Clinical Oncology Group trial（JCOG9516）. Jpn J Clin Oncol. 2004; 34(10): 615-9.

4) Higuchi K, et al: Definitive chemoradiation therapy with docetaxel, cisplatin, and 5-fluorouracil（DCF-R）in advanced esophageal cancer: a phase 2 trial（KDOG 0501-P2）. Int J Radiat Oncol Biol Phys. 2014; 89(4): 872-9.

5) Tomblyn MB, et al: Cetuximab plus cisplatin, irinotecan, and thoracic radiotherapy as definitive treatment for locally advanced, unresectable esophageal cancer: a phase-Ⅱ study of the SWOG（S0414）. J Thorac Oncol. 2012; 7(5): 906-12.

6) Chiarion SV, et al: Phase Ⅱ trial of docetaxel, cisplatin and fluorouracil followed by carboplatin and radiotherapy in locally advanced oesophageal cancer. Br J Cancer. 2007; 96(3): 432-8.

7) Yokota T, et al: A 3-Year Overall Survival Update From a Phase 2 Study of Chemoselection With DCF and Subsequent Conversion Surgery for Locally Advanced Unresectable Esophageal Cancer. Ann Surg Oncol. 2020; 27(2): 460-7.

8) Terada M, et al: Phase Ⅲ study of tri-modality combination therapy with induction docetaxel plus cisplatin and 5-fluorouracil versus definitive chemoradiotherapy for locally advanced unresectable squamous-cell carcinoma of the thoracic esophagus（JCOG1510: TRIANgLE）. Jpn J Clin Oncol. 2019; 49(11): 1055-60.

■Clinical Question

CQ13	cStage Ⅱ，Ⅲ，ⅣA 食道癌に対して根治的化学放射線療法後に完全奏効を得た場合，追加化学療法を行うことを推奨するか？
推奨文	cStage Ⅱ，Ⅲ，ⅣA 食道癌に対して根治的化学放射線療法後に完全奏効を得た場合，追加化学療法を行うことを弱く推奨する。(**合意率：96.4%[27/28]，エビデンスの強さ：C**)

解説文

　本 CQ に対して文献検索を行った結果，PubMed：36 編，Cochrane：92 編，医中誌：253 編が抽出された。一次スクリーニングで10 編の論文が抽出され，二次スクリーニングで抽出された 3 編に対して定性的システマティックレビューを行った[1-3]。なお，化学放射線療法後に完全奏効を得た症例を対象に追加化学療法と経過観察を比較した試験はなかった。

　3 編はいずれも中国からの後方視的な報告で，うち 2 編は化学放射線療法を実施した全症例を対象に追加化学療法の有無による治療成績を比較したもので，1 編は化学放射線療法を実施した症例を治療効果によって 2 群（CR/PR 群と SD/PD 群）に分けて追加化学療法の有無による治療成績を比較したものであった[1]。全症例を対象とした 2 編の論文は，いずれも追加化学療法を実施した群で OS が良好とする結果であった[2,3]。一方，治療効果によって 2 群に分けて検討した 1 編では，SD/PD 症例では追加化学療法を施行した症例で OS が良好であったが，CR/PR 症例では追加化学療法の有効性は示されなかった。以上，3 編の論文からは化学放射線療法後に完全奏効を得た症例を対象に追加化学療法を実施する益は明らかではない。

　化学放射線療法同時併用後に完全奏効を得た場合に追加化学療法を上乗せすることに対するエビデンスはなく，その意義は明確化されていない。しかし，現在の化学放射線療法を確立した過去の大規模な臨床試験では 2 コースの追加化学療法が含まれており，国際標準と考えられている[4,5]。ただし，患者の状態によっては害が益を上回ることが予想されるため十分に注意が必要である。

以上，益と害のバランス，エビデンスの強さ，患者の希望などを勘案し，推奨文は「cStage Ⅱ，Ⅲ，ⅣA 食道癌に対して根治的化学放射線療法後に完全奏効を得た場合，追加化学療法を行うことを弱く推奨する」とした。

参考文献 —————————————————————————————————

　1）Zao Z, et al: Clinical response to chemoradiotherapy in esophageal carcinoma is associated with survival and benefit of consolidation chemotherapy. Cancer Med. 2020; 8(16): 5881-8.
　2）Wu SX, et al: Effect of consolidation chemotherapy following definitive chemoradiotherapy in patients with esophageal squamous cell cancer. Sci Rep. 2017; 7(1): 16870.
　3）Zhang AD, et al: Survival Comparision of Three-dimensional Radiotherapy Alone vs. Chemoradiotherapy for Esophageal Squamous Cell Carcinoma. Arch Med Res. 2020; 51(5): 419-28.
　4）Cooper JS, et al. Chemoradiotherapy of locally advanced esophageal cancer: long-term follow-up of a prospective randomized trial（RTOG 85-01）. Radiation Therapy Oncology Group. JAMA 1999; 281(17): 1623-7.
　5）Minsky BD, et al. INT 0123（Radiation Therapy Oncology Group 94-05）phase Ⅲ trial of combined-modality therapy for esophageal cancer: high-dose versus standard-dose radiation therapy. J Clin Oncol. 2002; 20(5): 1167-74.

■ Clinical Question

CQ14	切除不能局所進行食道癌（cT4（大動脈，気管，気管支など）N0-3M0）に対し，根治的化学放射線療法または導入化学療法を行った結果，切除可能になった場合，手術療法にて切除することを推奨するか？
推奨文	切除不能局所進行食道癌（cT4（大動脈，気管，気管支など）N0-3M0）に対し，根治的化学放射線療法または導入化学療法を行った結果，切除可能になった場合，手術療法にて切除することを弱く推奨する。**（合意率：89.3% [25/28]，エビデンスの強さ：C）**

（解説文）

　本 CQ に対して文献検索を行った結果，PubMed：1,527 編，Cochrane：35 編，医中誌：168 編が抽出され，それ以外に 1 編の論文が追加された。一次スクリーニングで 64 編の論文が抽出され，二次スクリーニングで 13 編の論文（国内単施設後ろ向きコホート研究 9 編，米国 National Cancer Data Base を用いた観察研究 1 編，国内多施設共同第Ⅱ相試験の短期成績と長期成績それぞれ 1 編，システマティックレビュー 1 編）が抽出された。

　初回治療時，根治切除不能局所進行食道癌に対して根治的化学放射線療法または導入化学療法を行った結果，切除可能になった場合に手術療法を行うことの有用性を検討したが，手術療法と非手術療法を比較したランダム化比較試験は存在せず，初回治療後に手術を行った報告を検討対象とした。

　切除不能局所進行食道癌に対するわが国の現時点における標準治療は，JCOG0303 試験の結果から standard dose シスプラチン＋5-FU 放射線 60 Gy 同時併用療法であり，1 年全生存割合 55.9%，3 年全生存割合 25.9%，プロトコール治療後の遺残・再発に対し手術療法が行われた割合は 16.9%（12/71 例）だった[1]。

　国内後ろ向きコホート研究においては，初回治療の放射線との併用化学療法レジメンとしてシスプラチン，5-FU の 2 剤を中心に，ドセタキセルを加えた 3 剤ないしはネダプラチン，アドリアマイシンを使用したレジメンが報告され，導入化学療法のレジメンとしてはシスプラチ

ン＋5-FU＋ドセタキセルを中心とした3剤併用療法が報告されている。初回治療の治療レジメンは放射線照射量を含め報告により異なる。サンプルサイズは12～72と少なく[2-11]，脱落症例の多い報告も認めた。初回治療後の手術症例の1年全生存割合は45.7～88.9%[3,4,7,11]，3年全生存割合は35.2～65.0%[2,5,9,11]，5年全生存割合は5.7～51.6%であり[3-6]，R0手術割合は42.4～92.1%[2-10]と報告によりばらつきがみられた。在院死亡は0.0～8.6%[2-9]，Clavien-Dindo分類Grade Ⅲ以上の総術後合併症割合は20.0～33.0%[4,6,7]であり，主要な術後合併症として肺炎12.5～28.6%[2-4,9]，縫合不全8.3～25.0%[2-5,7,9]，反回神経麻痺9.7～44.4%[2-5]と報告されている。

導入化学療法による根治切除の有効性を検討する国内多施設共同第Ⅱ相試験（COSMOS）では導入化学療法（シスプラチン＋5-FU＋ドセタキセル3コース）後の効果判定に基づき，切除可能例には手術療法，切除不能例には根治的化学放射線療法を行い，照射線量が40 Gyないし60 Gyの時点で切除可能になった場合にはconversion surgeryが実施された。48例が登録され，42.0%（20/48例）で手術療法が行われ，R0切除割合は95.0%（19/20例）であった。登録された全症例の1年，3年全生存割合は66.7%，46.6%，1年，3年無増悪生存割合は50.6%，39.6%だった。そのうち，R0切除が施行された19例の1年，3年全生存割合は100.0%，71.4%，1年，3年無増悪生存割合は83.6%，61.3%であった。術中臓器損傷などの合併症は認めず，CTCAE Grade 3の術後合併症として反回神経麻痺，呼吸器感染，創感染，肺瘻，嚥下障害をそれぞれ4.8%に認めたが，Grade 4以上の重篤な合併症はなく，術後在院死亡も認めなかった[12,13]。

本システマティックレビューにおける初回治療後の手術症例の長期成績は全体に良好であった。手術可能となった症例を主な検討対象としている点に留意すべきだが，初回治療を含めた治療全体の3年全生存割合は31.0～46.6%であり，手術に至らなかった症例も含めた全体の成績でもJCOG0303と比較して良好な長期成績が得られている。一般的なcStageⅡ，Ⅲ食道癌に対する手術療法と比較して，在院死亡や合併症が若干多いものの他に有効な治療選択肢がないこと，R0切除の治療成績が良いことに鑑みると許容される範囲と考えられる。術前検査にてR0切除が見込まれた場合，安全性を十分に配慮した手術療法と周術期管理，それら手術リスクへの患者理解・同意が必須であるが，切除不能局所進行食道癌（cT4（大動脈，気管，気管支など）N0-3M0）に対し，根治的化学放射線療法または導入化学療法を行った結果，切除可能になった場合に手術療法にて切除を行うことを弱く推奨する。

現在，根治的化学放射線療法を行い必要があれば救済手術を行う戦略と，導入化学療法を行い切除可能となった症例にconversion surgeryを行う戦略を比較するランダム化比較第Ⅲ相試験（JCOG1510）が実施中である。

参考文献

1) Shinoda M, et al: Randomized study of low-dose versus standard-dose chemoradiotherapy for unresectable esophageal squamous cell carcinoma（JCOG0303）. Cancer Sci. 2015; 106(4): 407-12.

2) Hashimoto M, et al: Induction chemoradiotherapy including docetaxel, cisplatin, and 5-fluorouracil for locally advanced esophageal cancer. Esophagus. 2020; 17(2): 127-34.

3) Booka E, et al: Appropriate Candidates for Salvage Esophagectomy of initially unresectable locally advanced T4 esophageal squamous cell carcinoma. Ann Surg Oncl. 2020; 27(3): 3163-70.

4) Okamura A, et al: Salvage esophagectomy for initially unresectable locally advanced T4 esophageal squamous cell carcinoma. Esophagus. 2020; 17(1): 59-66.

5) Miyata H, et al: Clinical implications of conversion surgery after inductiontherapy for T4b thoracic esoph-

ageal squamous cell carcinoma. Ann Surg Oncl. 2019; 26(13): 4737-43.

6) Sohda M, et al: Multidisciplinary therapy for locally advanced oesophageal cancer with special reference to surgical conversion and salvage. Anticancer Res. 2019; 39(6); 3167-75.

7) Ohkura Y, et al: Prognostic factors and appropriate lymph node dissection in salvage esophagectomy for locally Advanced T4 esophageal cancer. Ann Surg Oncl. 2019; 26(1): 209-16.

8) Yamaguchi S, et al: Long-term outcome of definitive chemoradiotherapy and induction chemoradiotherapy followed by surgery for T4 esophageal cancer with tracheobronchial invasion. Ann Surg Oncl. 2018; 25(11): 3280-7.

9) Morimoto H, et al: Treatment results of neoadjuvant chemoradiotherapy followed by radical esophagectomy in patients with initially inoperable thoracic esophageal cancer. Jpn J Radiol. 2018; 36(1): 23-9.

10) Takeuchi M, et al: The benefits of docetaxel plus cisplatin and 5-fluorouracil induction therapy in conversion to curative treatment for locally advanced esophageal squamous cell carcinoma. World J Surg. 2019; 43(8): 2006-15.

11) Cushman T, et al: Management of unresectable T4b esophageal cancer: practice patterns and outcomes from the national cancer data base. Am J Clin Oncol. 2019; 42(2): 154-9.

12) Yokota T, et al: Phase Ⅱ study of chemoselection with docetaxel plus cisplatin and 5-fluorouracil induction chemotherapy and subsequent conversion surgery for locally advanced unresectable oesophageal cancer. Br J Cancer. 2016; 155(11): 1328-34.

13) Yokota T, et al: A 3-Year overall survival update from a phase 2 study of chemoselection with DCF and subsequent conversion surgery for locally advanced unresectable esophageal cancer. Ann Surg Oncol. 2020; 27(2): 460-7.

5 cStage ⅣB 食道癌治療のアルゴリズム

■ cStage ⅣB 食道癌治療のアルゴリズム

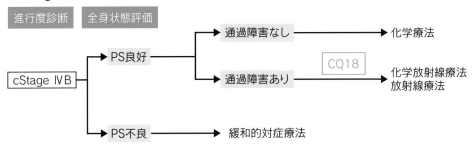

■ cStage ⅣB 食道癌に対する化学療法レジメン

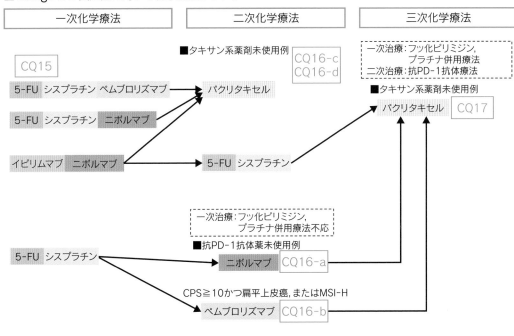

45

要約　cStage ⅣB 食道癌はがんが局所を超えて進行している状態であり，全身治療の適応である。まず全身状態と臓器機能を確認する。忍容性があると判断された場合，化学療法を考慮する。経口摂取の低下に伴う低栄養，脱水，誤嚥による呼吸器系の感染がある場合には可能な限り症状を緩和する治療を行った上で化学療法を考慮する。全身状態や臓器機能の忍容性に応じて薬剤の種類や，投与量の選択を行う。また疼痛に対し WHO 方式がん疼痛治療法などを参考に，積極的にコントロールを行う。全身の治療である化学療法が考慮されるが，食道の狭窄や，気道狭窄が認められたり，骨転移により疼痛がある場合など，局所病変により日常生活が著しく阻害されたり，生命予後に直結すると考えられる場合には，局所治療である化学放射線療法も検討する。状態が悪く，化学療法が適切でないと判断される場合には，放射線療法を単独で行う。その場合もがんに伴う自覚症状を緩和する治療を引き続き積極的に行う。

　　治療の目標は根治ではなく，がんのコントロールを行いながら日常生活を送ることであり，患者の状態を観察しながら，治療の継続の可否について適宜評価，判断を行うことが重要である。

Clinical Question

CQ15	切除不能進行・再発食道癌に対して一次治療として化学療法は何を推奨するか？
推奨文	① 切除不能進行・再発食道癌に対して一次治療として，ペムブロリズマブ＋シスプラチン＋5-FU 療法を行うことを強く推奨する。（合意率：92.3%［24/26］，エビデンスの強さ：A） ② 切除不能進行・再発食道癌に対する一次治療としてニボルマブ＋シスプラチン＋5-FU 療法もしくは，ニボルマブ＋イピリムマブ療法を行うことを強く推奨するが，患者の全身状態および，PD-L1 発現状況（TPS），忍容性等を考慮する。（合意率 88.0%［22/25］，エビデンスの強さ：A）

(解説文)

　本 CQ に関して文献検索を行った結果，PubMed：866 編，Cochrane：193 編，医中誌：156 編が抽出され，それ以外に 3 編の論文が追加された。一次スクリーニングで 58 編の論文が抽出され，二次スクリーニングで 28 編の論文が抽出された。本 CQ の主旨に関するランダム化比較試験が 5 編，化学療法の介入が行われた前向き試験が 23 編であり，これらに対して定性的システマティックレビューを行った。

　切除不能進行・再発食道癌に対して，無治療との比較において，明確に生存期間の延長を示した化学療法はない。比較的古い試験でシスプラチン単独療法とシスプラチン＋5-FU 療法を比較した試験では，併用療法の優越性は示されていない。また，一次治療としてシスプラチン＋5-FU 療法にセツキシマブを併用する群と併用しない群の比較試験では，セツキシマブの明らかな上乗せ効果を示せなかった。同様に，シスプラチン＋5-FU 療法に対する抗 EGFR 抗体であるパニツムマブの上乗せ効果を見た試験でも有効性は確認できなかった。しかしながら，シスプラチン＋5-FU 併用療法にて，奏効割合 30%前後，生存期間中央値 6.6〜9.5 カ月の報告[1-5]があり，標準治療として認識されている。5-FU に変えて，パクリタキセル[6]，イリノテカン[7]，カペシタビン[8]とシスプラチンを併用した治療法も報告され，シスプラチン＋5-FU 併用療法と同程度の有効性を示しているが，これらの治療法の臨床的位置づけははっきりしていない。有害事象については，Grade 3 以上の好中球減少，嘔気，倦怠感が 10%程度認められる。シスプラチンをネダプラチンに変更したネダプラチン＋5-FU 併用療法も第Ⅱ相試験とし

て，奏効割合 39.5％，生存期間中央値 8.8 カ月と報告されており，腎機能や心機能の影響でシスプラチンが使いづらい場合のオプションとなっている[9]。また，海外では 5-FU とオキサリプラチンを併用した臨床試験の結果も報告されており，ネダプラチン同様，腎機能障害や，大量補液ができない場合でも用いることができる。一方で蓄積性に神経障害を来すため，減量休薬を行いつつ投与する必要がある。

　近年，殺細胞薬 3 剤を併用した治療法が報告されており，奏効割合 60％前後，生存期間中央値 10 カ月以上と高い有効性を示している[10-14]。現時点では，標準治療であるシスプラチン＋5-FU 併用療法との長期生存成績における有効性は確立されておらず，使用については慎重な判断が求められる。現在シスプラチン＋5-FU 併用療法に 2 週間ごとのドセタキセルを上乗せした 3 剤併用療法と，シスプラチン＋5-FU 併用療法のランダム化比較試験 JCOG1314 が行われており[15]，結果が待たれる。

　近年，二次化学療法において，免疫チェックポイント阻害剤の有用性が示され，一次化学療法においても検討が行われた。進行・再発食道癌初回治療例を対象とした，KEYNOTE-590 試験では，標準的化学療法であるシスプラチン＋5-FU に対し，ペムブロリズマブを併用する群と，プラセボを併用する群が比較され，扁平上皮癌かつ CPS（Combined Positive Score）≧10 の患者集団における全生存期間中央値は，ペムブロリズマブ＋化学療法群 13.9 カ月（95％CI：11.1～17.7 カ月）に対して，プラセボ＋化学療法群 8.8 カ月（95％CI：7.8～10.5 カ月）であり，ペムブロリズマブ併用群の優越性が示された（HR：0.57，95％CI：0.43-0.75，p 値＜0.0001）。また，扁平上皮癌の患者集団，CPS≧10 の患者集団，全登録患者においても，ペムブロリズマブ＋化学療法群の全生存期間は，プラセボ＋化学療法群のそれを有意に上回った。有害事象はペムブロリズマブ併用化学療法群において，若干増加するものの，許容範囲と考えられた[16]。また，CheckMate 648 試験では，進行・再発食道扁平上皮癌初回治療例を対象とし，標準化学療法シスプラチン＋5-FU 群に対し，ニボルマブと化学療法を併用する群と，免疫チェックポイント阻害剤であるニボルマブとイピリムマブの 2 剤のみを使用する群が比較された。TPS（Tumor Proportion Score）≧1 の患者集団における全生存期間中央値は，ニボルマブ＋化学療法群 15.4 カ月（95％CI：11.9～19.5 カ月），ニボルマブ＋イピリムマブ群 13.7 カ月（95％CI：11.2～17.0 カ月）と，それぞれ化学療法単独群 9.1 カ月（95％CI：7.7～10.0 カ月）に対し，いずれも有意に上回った。さらに全ランダム化集団において，全生存期間中央値はそれぞれ 13.2 カ月（95％CI：11.1～15.7 カ月），12.7 カ月（95％CI：11.3～15.5 カ月），10.7 カ月（95％CI：9.4～11.9 カ月）と，いずれも化学療法単独群を有意に上回った。ただし，PD-L1 発現状況（TPS）により，ニボルマブ＋化学療法およびニボルマブ＋イピリムマブ療法の効果が異なる傾向が認められたことに注意が必要である。ニボルマブ＋化学療法およびニボルマブ＋イピリムマブ療法の生存期間に関する有効性は，TPS＜1 の患者集団では化学療法とほぼ同様であった。ニボルマブ＋化学療法群における有害事象は，ニボルマブ＋イピリムマブ群，化学療法単独群と比較し多い傾向であったが許容範囲と考えられた[17]。

　以上，益と害のバランス，エビデンスの強さ，患者の希望などを勘案し，推奨文は「切除不能進行・再発食道癌に対して一次治療として，ペムブロリズマブ＋シスプラチン＋5-FU 療法を行うことを強く推奨する」「切除不能進行・再発食道癌に対する一次治療としてニボルマブ＋シスプラチン＋5-FU 療法もしくは，ニボルマブ＋イピリムマブ療法を行うことを強く推奨するが，患者の全身状態および，PD-L1 発現状況（TPS），忍容性等を考慮する」とした。

参考文献 ───

　1）Iizuka T, et al: Phase Ⅱ evaluation of cisplatin and 5-fluorouracil in advanced squamous cell carcinoma of the esophagus: a Japanese Esophageal Oncology Group Trial. Jpn J Clin Oncol. 1992; 22(3): 172-6.

　2）Hayashi K, et al: Phase Ⅱ evaluation of protracted infusion of cisplatin and 5-fluorouracil in advanced squamous cell carcinoma of the esophagus: a Japan Esophageal Oncology Group (JEOG) Trial (JCOG9407). Jpn J Clin Oncol. 2001; 31(9): 419-23.

　3）Bleiberg H, et al: Randomised phase Ⅱ study of cisplatin and 5-fluorouracil (5-FU) versus cisplatin alone in advanced squamous cell oesophageal cancer. Eur J Cancer. 1997; 33(8): 1216-20.

　4）Lorenzen S, et al: Cetuximab plus cisplatin-5-fluorouracil versus cisplatin-5-fluorouracil alone in first-line metastatic squamous cell carcinoma of the esophagus: a randomized phase Ⅱ study of the Arbeitsgemeinschaft Internistische Onkologie. Ann Oncol. 2009; 20(10): 1667-73.

　5）Mohler M, et al: Cisplatin and 5-fluorouracil with or without epidermal growth factor receptor inhibition panitumumab for patients with non-resectable, advanced or metastatic oesophageal squamous cell cancer: a prospective, open-label, randomised phase Ⅲ AIO/EORTC trial. Ann Oncol. 2020; 31(2): 228-35.

　6）Zhang X, et al: A phase Ⅱ trial of paclitaxel and cisplatin in patients with advanced squamous-cell carcinoma of the esophagus. Am J Clin Oncol. 2008; 31(1): 29-33.

　7）Lee DH, et al: A phase Ⅱ trial of modified weekly irinotecan and cisplatin for chemotherapy-naive patients with metastatic or recurrent squamous cell carcinoma of the esophagus. Cancer Chemother Pharmacol. 2008; 61(1): 83-8.

　8）Lee J, et al: A phase Ⅱ study of capecitabine and cisplatin (XP) as first-line chemotherapy in patients with advanced esophageal squamous cell carcinoma. Cancer Chemother Pharamcol. 2008; 62(1): 77-84.

　9）Kato K, et al: A phase Ⅱ study of nedaplatin and 5-fluorouracil in metastatic squamous cell carcinoma of the esophagus: The Japan Clinical Oncology Group (JCOG) Trial (JCOG9905-DI). Esophagus. 2014; 11 (3): 183-8.

10）Ilson DH, et al: Phase Ⅱ trial of paclitaxel, fluorouracil, and cisplatin in patients with advanced carcinoma of the esophagus. J Clin Oncol. 1998; 16(5): 1826-34.

11）Takahashi H, et al: Phase I/Ⅱ study of docetaxel/cisplatin/fluorouracil combination chemotherapy against metastatic esophageal squamous cell carcinoma. J Thorac Oncol. 2010; 5(1): 122-8.

12）Tamura S, et al: Phase Ⅱ study of docetaxel, cisplatin and 5-fluorouracil(DCF)for metastatic esophageal cancer（OGSG 0403). Anticancer Res. 2012; 32(4): 1403-8.

13）Hironaka S, et al: Phase I/Ⅱ trial of 2-weekly docetaxel combined with cisplatin plus fluorouracil in metastatic esophageal cancer（JCOG0807). Cancer Sci. 2014; 105(9): 1189-95.

14）Miyazaki T, et al: Phase Ⅱ Study of Docetaxel, Nedaplatin, and 5-Fluorouracil Combined Chemotherapy for Advanced Esophageal Cancer. Ann Surg Oncol. 2015; 22(11): 3653-8.

15）Kataoka K, et al: A randomized controlled Phase Ⅲ trial comparing 2 weekly docetaxel combined with cisplatin plus fluorouracil(2-weekly DCF)with cisplatin plus fluorouracil(CF)in patients with metastatic or recurrent esophageal cancer: rationale, design and methods of Japan Clinical Oncology Group study JCOG1314（MIRACLEstudy). Jpn J Clin Oncol. 2015; 45(5): 494-8.

16）Sun JM, et al: Pembrolizumab plus chemotherapy versus chemotherapy alone for first-line treatment of advanced oesophageal cancer（KEYNOTE-590): a randomised, placebo-controlled, phase 3 study Lancet. 2021; 398(10302): 759-71.

17）Doki Y, et al: Nivolumab Combination Therapy in Advanced Esophageal Squamous-Cell Carcinoma. N Engl J Med. 2022; 386: 449-62.

CQ16	切除不能進行・再発食道癌に対して一次治療としてフッ化ピリミジン，プラチナ製剤併用療法を含む化学療法に不応の時，二次治療として化学療法は何を推奨するか？
推奨文	（抗PD-1抗体薬の使用歴がない場合） a. 抗PD-1抗体薬の使用歴がない場合，ニボルマブ療法を行うことを強く推奨する（扁平上皮癌）。**（合意率：100%［25/25］，エビデンスの強さ：A）** b. 抗PD-1抗体薬の使用歴がない場合，ペムブロリズマブ療法を行うことを弱く推奨する（CPS≧10かつ扁平上皮癌，あるいはMSI-HまたはTMB-H）。**（合意率：96.2%［25/26］，エビデンスの強さ：B）** （タキサン系薬剤の使用歴がない場合） c. 抗PD-1抗体薬の使用歴がなく，タキサン系薬剤の使用歴がない場合，パクリタキセル療法を行うことを弱く推奨する。**（合意率：96.4%［27/28］，エビデンスの強さ：C）** d. 抗PD-1抗体薬の使用歴があり，タキサン系薬剤の使用歴がない場合，パクリタキセル療法を行うことを弱く推奨する。**（合意率：100%［28/28］，エビデンスの強さ：C）**

III

食道癌治療のアルゴリズムおよびアルゴリズムに基づいた治療方針

（解説文）

　本CQに対して文献検索を行った結果，PubMed：248編，Cochrane：122編，医中誌：126編が抽出され，それ以外に2編の論文が追加され一次スクリーニングされた。二次スクリーニングを終えて4編のランダム化比較試験と11編の介入研究に対して定性的システマティックレビューを行った。切除不能進行・再発食道癌に対する一次治療としてフッ化ピリミジン，プラチナ製剤併用療法を含む化学療法に不応後の二次治療について，次に示す2編のランダム化比較試験により抗PD-1抗体薬であるニボルマブ，ペムブロリズマブの有効性がそれぞれ示されている[1,2]。

　ATTRACTION-3試験では扁平上皮癌を対象とし，ニボルマブ（240 mg/body，2週毎投与）が，パクリタキセルもしくはドセタキセルによる化学療法に対し，主要評価項目である全生存期間において優越性を示した（全生存期間中央値はニボルマブ群10.9カ月，化学療法群8.4カ月，HR：0.77［95%CI：0.62-0.96]）[1]。無増悪生存期間においてはニボルマブ群の優越性が示されなかったものの，約半数が後治療としてタキサンを投与されており，全生存期間に対する後治療の効果が示唆される。Grade 3以上の治療関連有害事象の発生割合はニボルマブ群で18%，化学療法群で64%であった。全体集団としてはニボルマブが優越性を示したが，無増悪生存期間では差を認めず，一部の症例に対してはニボルマブの効果が劣ることが示唆されており，そのような一部の症例ではパクリタキセルを投与することも考慮される。

　KEYNOTE-181試験は扁平上皮癌と腺癌が対象であった。ペムブロリズマブ（200 mg/body，3週毎投与）は，パクリタキセル，ドセタキセルまたはイリノテカンによる化学療法に対し，主解析対象として事前に設定された（i）PD-L1陽性（CPS（Combined Positive Score）≧10）集団，（ii）扁平上皮癌集団および（iii）intention to treat集団の全生存期間における統計学的優越性を示すことができなかった[2]。しかし，探索的解析の結果であるものの，PD-L1陽性かつ扁平上皮癌の集団においては化学療法に対する全生存期間のHR：0.64［95%CI：0.46-0.90]と，ペムブロリズマブが良好であった（全生存期間中央値はペムブロリズマブ群10.3カ月，化学療法群6.7カ月）。治療との関連を否定できないGrade 3以上の有害事象はペムブロリズマブ群18%，化学療法群41%に認めた。また，前治療に不応となった固形癌を対象とした第Ⅱ相試験であるKEYNOTE-158の結果，高頻度マイクロサテライト不安定性（MSI-H）を有する，または腫瘍遺伝子変異量が多い（TMB-H）患者において，ペムブロリズマブ（200 mg/body，

3週毎投与）により癌腫によらず有望な腫瘍縮小効果が得られた[3,4]。

　また，上皮成長因子受容体（EGFR）経路の阻害剤であるゲフィチニブについて，1編のランダム化比較試験が報告されている。前治療歴を有する食道および食道胃接合部の腺癌もしくは扁平上皮癌において，ゲフィチニブはプラセボに対する全生存期間の延長効果を示すことができなかった（全生存期間中央値：ゲフィチニブ群3.73カ月，プラセボ群3.67カ月，HR：0.90 [95％CI：0.47-1.09]）[5]。

　11編の介入研究のうち，パクリタキセル，ドセタキセルについてそれぞれ単アームの第II相試験[6,7]および，フッ化ピリミジン，プラチナ製剤併用療法不応の食道扁平上皮癌に対する二次化学療法としてのパクリタキセル（100 mg/m^{2}毎週投与6回を7週毎）とドセタキセル（70 mg/m^2，3週毎）のランダム化第II相試験が報告されている[8]。この試験においてパクリタキセル群は，ドセタキセル群よりも全生存期間（中央値はパクリタキセル群8.8カ月，ドセタキセル群7.3カ月，HR：0.62 [95％CI：0.38-0.99]），無増悪生存期間（中央値はパクリタキセル群4.4カ月，ドセタキセル群2.1カ月，HR：0.49 [95％CI：0.30-0.78]）とも有意に長かった。パクリタキセル群とドセタキセル群におけるGrade 3以上の好中球数減少は28％と80％，発熱性好中球数減少症は0％と46％で，ドセタキセル群に多く認めた。

　その他，イリノテカンとドセタキセルの併用療法[9]，ドセタキセルとプラチナ製剤の併用療法[10,11]などが報告されているが，いずれも有効性において単剤との大きな差を認めていない。一方，これら併用療法においては単剤投与と比較して毒性が強くみられる傾向がある。

　一次治療として抗PD-1抗体薬と化学療法の併用療法が使用された場合や，切除可能例に対する食道切除後の補助療法として抗PD-1抗体薬が使用された場合，切除可能例に対し術前化学療法としてタキサンを含む化学療法が投与され，その後再発した場合には，これらの薬剤の使用歴や再発までの期間を勘案し適切な二次治療を検討する必要がある。

　以上，益と害のバランス，エビデンスの強さなどを勘案し，推奨文は前治療における抗PD-1抗体薬使用歴およびタキサン系薬剤使用歴の有無により，「抗PD-1抗体薬の使用歴がない場合，ニボルマブ療法を行うことを強く推奨する（扁平上皮癌），またペムブロリズマブ療法を行うことを弱く推奨する（CPS≧10かつ扁平上皮癌，あるいはMSI-HまたはTMB-H）」，「抗PD-1抗体薬の使用歴の有無に関わらずタキサン系薬剤の使用歴がない場合，パクリタキセル療法を行うことを弱く推奨する」とした。

参考文献

1）Kato K, et al: Nivolumab versus chemotherapy in patients with advanced oesophageal squamous cell carcinoma refractory or intolerant to previous chemotherapy（ATTRACTION-3）: a multicentre, randomised, open-label, phase 3 trial. Lancet Oncol. 2019; 20(11): 1506-17.

2）Kojima T, et al: Randomized Phase III KEYNOTE-181 Study of Pembrolizumab Versus Chemotherapy in Advanced Esophageal Cancer. J Clin Oncol. 2020; 38(35): 4138-48.

3）Marabelle A, et al: Efficacy of Pembrolizumab in Patients With Noncolorectal High Microsatellite Instability/Mismatch Repair-Deficient Cancer: Results From the Phase II KEYNOTE-158 Study. J Clin Oncol. 2020; 38(1): 1-10.

4）Marabelle A, et al: Association of tumour mutational burden with outcomes in patients with advanced solid tumours treated with pembrolizumab: prospective biomarker analysis of the multicohort, open-label, phase 2 KEYNOTE-158 study. Lancet Oncol. 2020; 21(10): 1353-65.

5）Dutton SJ, et al: Gefitinib for oesophageal cancer progressing after chemotherapy（COG）: a phase 3, multicentre, double-blind, placebo-controlled randomised trial. Lancet Oncol. 2014; 15(8): 894-904.

6) Muro K, et al: A phase Ⅱ study of single-agent docetaxel in patients with metastatic esophageal cancer. Ann Oncol. 2004; 15(6): 955-9.

7) Kato K, et al: A phase Ⅱ study of paclitaxel by weekly 1-h infusion for advanced or recurrent esophageal cancer in patients who had previously received platinum-based chemotherapy. Cancer Chemother Pharmacol. 2011; 67(6): 1265-72.

8) Yamamoto S, et al: Randomized phase Ⅱ study of docetaxel versus paclitaxel in patients with esophageal squamous cell carcinoma refractory to fluoropyrimidine- and platinum-based chemotherapy: OGSG1201. Eur J Cancer. 2021; 154: 307-15.

9) Lordick F, et al: Phase Ⅱ trial of irinotecan plus docetaxel in cisplatin-pretreated relapsed or refractory oesophageal cancer. Br J Cancer. 2003; 89(4): 630-3.

10) Jin J, et al: Second-line combination chemotherapy with docetaxel and nedaplatin for Cisplatin-pretreated refractory metastatic/recurrent esophageal squamous cell carcinoma. J Thoracic Oncol. 2009; 4(8): 1017-21.

11) Shim HJ, et al: Phase Ⅱ study of docetaxel and cisplatin chemotherapy in 5-fluorouracil/cisplatin pretreated esophageal cancer. Am J Clin Oncol. 2010; 33(6): 624-8.

■ **Clinical Question**

CQ17	切除不能進行・再発食道癌に対し，一次治療としてフッ化ピリミジン，プラチナ製剤併用療法を，二次治療で抗 PD-1 抗体療法を行った場合，三次治療には何を推奨するか？
推奨文	タキサン系薬剤の使用歴がない場合，パクリタキセル療法を行うことを弱く推奨する。（合意率：100%［28/28］，エビデンスの強さ：C）

解説文

　本 CQ に対して文献検索を行った結果，PubMed：173 編，Cochrane：220 編，医中誌：144 編が抽出され，それ以外に 4 編の論文が追加され一次スクリーニングされた。二次スクリーニングを終えて 1 編のランダム化比較試験と 5 編の介入研究に対して定性的システマティックレビューを行った。

　EGFR 阻害剤や，単剤または併用化学療法の介入研究の結果が報告されているが，三次治療による生存延長効果について明確なエビデンスはない[1-6]。また，抗 PD-1 抗体療法後の有効性や安全性についての報告はなされていない。ただし ATTRACTION-3 試験の試験治療群では，フッ化ピリミジン，プラチナ製剤併用療法後の二次治療として抗 PD-1 抗体薬であるニボルマブが投与され，そのうち約半数が後治療としてタキサンを投与されていた[7]。ニボルマブ群の無増悪生存期間は化学療法群と比較し有意差を認めなかったにもかかわらず，全生存期間を有意に延長した。以上から，抗 PD-1 抗体療法後にタキサン療法を行うことの安全性および，生存延長効果が間接的に示唆される。

　また二次化学療法におけるタキサン系薬剤同士の比較として，フッ化ピリミジン，プラチナ製剤併用療法不応後の，パクリタキセルとドセタキセルのランダム化第Ⅱ相試験が報告されている[8]。パクリタキセル群はドセタキセル群よりも全生存期間，無増悪生存期間とも有意に長く，Grade 3 以上の好中球数減少，発熱性好中球数減少症はパクリタキセル群で少なかった。治療ラインは異なるが，三次化学療法においてもタキサン系薬剤を使う場面においてはドセタキセルと比較し，パクリタキセルがより適切な選択肢であると考えられる。

　以上，益と害のバランス，エビデンスの強さなどを勘案し，推奨文は「タキサン系薬剤の使用歴がない場合，パクリタキセル療法を行うことを弱く推奨する」とした。

参考文献 ───

1) Dutton SJ, et al: Gefitinib for oesophageal cancer progressing after chemotherapy (COG): a phase 3, multicentre, double-blind, placebo-controlled randomised trial. Lancet Oncol. 2014; 15(8): 894-904.

2) Park BB, et al: Salvage chemotherapy with mitomycin C, ifosfamide, and cisplatin (MIC) for previously treated metastatic or recurrent esophageal squamous cell carcinoma. Invest New Drugs. 2008; 26(4): 387-92.

3) Zhang B, et al: Pemetrexed plus dendritic cells as third-line therapy for metastatic esophageal squamous cell carcinoma. Onco Targets Ther. 2016; 9: 3901-6.

4) Kudo T, et al: Nivolumab treatment for oesophageal squamous-cell carcinoma: an open-label, multicentre, phase 2 trial. Lancet Oncol. 2017; 18(5): 631-9.

5) Kojima T, et al: Phase I dose-escalation trial of Sym004, an anti-EGFR antibody mixture, in Japanese patients with advanced solid tumors. Cancer Sci. 2018; 109(10): 3253-62.

6) Shah MA, et al: Efficacy and Safety of Pembrolizumab for Heavily Pretreated Patients With Advanced, Metastatic Adenocarcinoma or Squamous Cell Carcinoma of the Esophagus: The Phase 2 KEYNOTE-180 Study. JAMA Oncol. 2019; 5(4): 546-50.

7) Kato K, et al: Nivolumab versus chemotherapy in patients with advanced oesophageal squamous cell carcinoma refractory or intolerant to previous chemotherapy (ATTRACTION-3): a multicentre, randomised, open-label, phase 3 trial. Lancet Oncol. 2019; 20(11): 1506-17.

8) Yamamoto S, et al: Randomized phase Ⅱ study of docetaxel versus paclitaxel in patients with esophageal squamous cell carcinoma refractory to fluoropyrimidine- and platinum-based chemotherapy: OGSG1201. Eur J Cancer. 2021; 154: 307-15.

■ Clinical Question

CQ18	通過障害がある cStage ⅣB 食道癌に対して緩和的放射線療法を行うことを推奨するか？
推奨文	通過障害がある cStage ⅣB 食道癌に対して緩和的放射線療法を行うことを弱く推奨する。(合意率：100% [28/28]，エビデンスの強さ：C)

(解説文)

　本 CQ に対して文献検索を行った結果，PubMed：192 編，Cochrane：139 編，医中誌：236 編の論文より一次スクリーニングで25編の論文が抽出され，二次スクリーニングで内容を検討し最終的に 5 編の論文を抽出し，定性的システマティックレビューを行った。

　通過障害を伴う根治治療不能食道癌を対象とした放射線療法単独と化学放射線療法のランダム化比較試験（TROG 03.01）の結果，嚥下困難改善率は放射線療法単独と化学放射線療法で有意差はなく（35% vs. 45%，p 値 =0.13），Grade 3-4 の有害事象は放射線療法単独で有意に少なかった（16% vs. 36%，p 値 =0.0017）[1]。生存期間中央値は放射線療法単独で 6.7 カ月，化学放射線療法で 6.9 カ月と両群で差はなかった。本試験の対象は 220 例中，扁平上皮癌が 56 例（26%）であるが，cStage ⅣB が 156 例（71%）であり，治療内容の放射線療法は 35 Gy/15 分割または 30 Gy/10 分割の外部照射，併用化学療法はシスプラチンと 5-FU を採用しており，本 CQ と直線性の高い研究である。

　放射線療法の治療効果をステント留置と比較したランダム化比較試験が 2 編ある[2,3]。いずれの報告においても，メタリックステント留置でより早期に嚥下困難の改善が得られるものの，症状改善持続期間は放射線療法（腔内照射）で良好であった。腔内照射はわが国ではほとんど用いられておらず，本 CQ との直接性は乏しいが，放射線療法の局所への抗腫瘍効果がステント留置と比較して，嚥下困難の症状改善持続期間に有効であることを示唆している。

照射方法に関して，腔内照射と外部照射の前向きコホート研究の1編の報告では，外部照射の嚥下困難改善率は腔内照射に比し高い傾向で（83％ vs. 64％，p 値 =0.048），Grade 3 以上の有害事象は外部照射の方が少ない結果であった（3％ vs. 13％）[4]。

　以上を総括すると，一定の有害事象は認めるものの，放射線療法は嚥下困難改善に有効であり，有害反応も重篤なものが多いとは言えない。嚥下障害を認める患者の症状改善への希望は一般に強く，また治療は保険診療の範囲内で実施可能である。益と害のバランス，エビデンスの強さ，費用負担，患者の希望などを勘案し，推奨文は「通過障害がある cStage ⅣB 食道癌に対して緩和的放射線療法を行うことを弱く推奨する」とした。

参考文献

1）Penniment MG, et al: Palliative chemoradiotherapy versus radiotherapy alone for dysphagia in advanced oesophageal cancer: a multicentre randomised controlled trial（TROG 03.01）. Lancet Gastroenterol Hepatol. 2018; 3(2): 114-24.

2）Bergquist H, et al: Stent insertion or endoluminal brachytherapy as palliation of patients with advanced cancer of the esophagus and gastroesophageal junction. Results of a randomized, controlled clinical trial. Dis Esophagus. 2005; 18(3): 131-9.

3）Homs MY, et al: Single-dose brachytherapy versus metal stent placement for the palliation of dysphagia from oesophageal cancer: multicentre randomised trial. Lancet. 2004; 364(9444): 1497-504.

4）Jeene PM, et al: Short-Course External Beam Radiotherapy Versus Brachytherapy for Palliation of Dysphagia in Esophageal Cancer: A Matched Comparison of Two Prospective Trials. J Thorac Oncol. 2020. 15(8): 1361-8.

Ⅲ

食道癌治療のアルゴリズムおよびアルゴリズムに基づいた治療方針

| 要約 | 　食道癌に対する根治的化学放射線療法後に完全奏効を得た場合，再発の有無を確認するためCTや内視鏡などによるサーベイランスが行われるが，食道内の再発の場合，早期に発見できれば救済治療で根治が期待できる場合もあるため，内視鏡によるサーベイランスはQOLや予後の面からも重要である。

　根治的化学放射線療法により原発巣が完全奏効になった場合でも，原発巣の再発は多いことから，原発巣の局所再発を早期に発見するために，完全奏効後でも1カ月後の内視鏡検査を行うとともに1年以内は2〜3カ月毎に高頻度に観察し，それ以降は4〜6カ月毎に行うことが肝要である。また，完全奏効にならない場合でも，遺残や再増悪を早期に発見し内視鏡治療もしくは手術療法等で救済できる場合もあるため，治療直後は高頻度の内視鏡検査を行うことが重要である。

■ Clinical Question

| CQ19 | 根治的化学放射線療法後に完全奏効を得た場合，内視鏡によるサーベイランスは必要か？ |
| 推奨文 | 根治的化学放射線療法後に完全奏効を得た場合，内視鏡によるサーベイランスを行うことを強く推奨する。（**合意率：89.3%**［25/28］，**エビデンスの強さ：**C） |

解説文

　食道癌に対する根治的化学放射線療法後に完全奏効を得た場合，内視鏡・CT・PETなどによるサーベイランスが行われているが，本CQは，内視鏡によるサーベイランスの有効性について検討した。本CQに対する文献検索を行った結果，PubMed：421編，Cochrane：26編，医中誌：123編が抽出された。検索結果からは当該対象に対する内視鏡によるサーベイランスの有効性を検討したランダム化比較試験は存在しなかった。二次スクリーニング後に抽出された8編の観察研究と1編のレビュー[1-8]，および文献検索外論文として4編の論文[9-12]を追加してシステマティックレビューを行った。

　食道癌に対する根治的化学放射線療法後の遺残・再発の診断のための検査としては血液検査や診察以外にCTなどのイメージング検査や内視鏡検査が用いられている[1]。根治的化学放射線療法により完全奏効を得た後の再発形式のうち原発巣再発は20〜40%程度と高く，その多くは2年以内に診断されている[2,3]。食道内の原発巣再発の内視鏡所見として粘膜下腫瘍様隆起が多く注意が必要である[4,9]。内視鏡による生検での原発巣再発の診断は40%程度であるが，内視鏡治療が可能な状態で診断された症例では予後が良い[6-8]。また，内視鏡によるサーベイランスでは初回治療対象の部位とは異なる部位や臓器（咽頭や喉頭，胃）の癌の診断も可能となる[10]。

　根治的化学放射線療法により原発巣が完全奏効になった場合でも，原発巣の再発は多いことから，原発巣の局所再発を早期に発見するために，完全奏効後でも1カ月後の内視鏡検査を行うとともに1年以内は2〜3カ月毎に高頻度に観察し，それ以降は4〜6カ月毎に行うことが肝要である[9]。また，完全奏効にならない場合でも，遺残や再増悪を早期に発見し内視鏡治療[11,12]もしくは手術療法等で救済できる場合もあるため，治療直後は高頻度の内視鏡検査を行うこと

が重要である。

　当該対象に対する内視鏡のサーベイランスの妥当性を示す報告はない。日本食道学会が行った全国調査[10]によると，大部分の施設が根治的化学放射線療法後1年目は3～4カ月毎，2年目以降は4～6カ月毎のサーベイランスを継続し，少なくとも治療終了後5年間はサーベイランスを行っていた。参考として臨床試験における内視鏡によるサーベイランスの例を挙げると，JCOG0502試験「臨床病期I（clinical-T1N0M0）食道癌に対する食道切除術と化学放射線療法同時併用療法（シスプラチン＋5-FU＋RT）のランダム化比較試験」では，完全奏効確認後1年までは3カ月毎，2年までは4カ月毎，5年までは6カ月毎，5年以降は1年毎に内視鏡検査が実施された[13]。JCOG0508試験「粘膜下層浸潤臨床病期I期（T1N0M0）食道癌に対する内視鏡的粘膜切除術（EMR）と化学放射線併用治療の有効性に関する第II相試験」では，EMR後3年まで内視鏡検査を4カ月毎に行うことが規定されていた[14]。進行癌に対する化学放射線療法においては，JCOG9906試験「Stage II，III進行食道癌に対する放射線化学療法同時併用療法の第II相臨床試験」では，治療開始後1年までは3カ月毎，1年以降は6カ月毎に，内視鏡検査が行われた[15]。しかし，いずれの試験でも完全奏効時のサーベイランス間隔は検討されていない。

　内視鏡によるサーベイランスを行わなかった場合の予後や治療成績への影響が極めて大きいが，サーベイランスを行う群と行わない群でのランダム化比較試験は存在しないため，アウトカム全般に関する全体的なエビデンスの強さはC（弱）と判定した。エビデンスは弱いが，内視鏡検査における重篤な有害事象はほとんど起きないことを考えれば，内視鏡によるサーベイランスを行わず，食道内再発が増大した状態で発見されたときの害（治療成績，予後）の方が極めて重篤であるため，推奨度は強いと判定した。

参考文献

1) Renata DP, et al: Patterns of surveillance following curative intent therapy for gastoroesophageal cancer. J Gastrointest Cancer. 2014; 45(3): 325-33.
2) Sudo K, et al: Patterns of Relapse after Definitive Chemoradiotherapy in Stage II/III（Non-T4）Esophageal Squamous Cell Carcinoma. Oncology. 2018; 94(1): 47-54.
3) Sudo K, et al: Importance of surveillance and success of salvage strategies after definitive chemoradiation in patients with esophageal cancer. J Clin Oncol. 2014; 32(30): 3400-5.
4) Tu CH, et al: Submucosal tumor appearance is a usual endoscopic predictor of early primary-site recurrence after definitive chemoradiotherapy for esophageal squamous cell carcinoma. Dis Esophagus. 2011; 24(4): 274-8.
5) Kondo S, et al: Prognostic factors for salvage endoscopic resection for esophageal squamous cell carcinoma after chemoradiotherapy or radiotherapy alone. Endosc Int Open. 2017; 4(8): E841-8.
6) Khangura SK, et al: Endoscopic management of esophageal cancer after definitive Chemoradiotherapy. Dig Dis Sci. 2013; 58(6): 1477-85.
7) Yano T, et al: Long-term results of salvage photodynamic therapy for patients with local failure after chemoradiotherapy for esophageal squamous cell carcinoma. Endoscopy. 2011; 43(8): 657-63.
8) Yano T, et al: Photodynamic therapy as salvage treatment for local failures after definitive chemoradiotherapy for esophageal cancer. Gastrointest Endosc. 2005; 62(1): 31-6.
9) Yamamoto Y, et al: Review of early endoscopic findings in patients with local recurrence after definitive chemoradiotherapy for esophageal squamous cell carcinoma. Esophagus. 2020; 17(4): 433-9.
10) Nakanoko T, et al: Nationwide survey of the follow-up practices for patients with esophageal carcinoma after radical treatment: historical changes and future perspectives in Japan. Esophagus. 2022; 19(1): 69-76.

11） Yano T, et al: A multicenter phase Ⅱ study of salvage photodynamic therapy using talaporfin sodium （ME2906） and a diode laser （PNL6405EPG） for local failure after chemoradiotherapy or radiotherapy for esophageal cancer. Oncotarget. 2017; 8（13）: 22135-44.

12） Amanuma Y, et al: Association of local complete response with prognosis after salvage photodynamic therapy for esophageal squamous cell carcinoma. Dig Endosc. 2020; 33（3）: 353-63.

13） Kato K, et al: Parallel-group controlled trial of surgery versus chemoradiotherapy in patients with stage I esophageal squamous cell carcinoma. Gastroenterology. 2021; 161（6）: 1878-86.

14） Minashi K, et al: Efficacy of Endoscopic Resection and Selective Chemoradiotherapy for Stage I Esophageal Squamous Cell Carcinoma. Gastroenterology. 2019; 157（2）: 382-90. e3.

15） Kato K, et al: Phase Ⅱ study of chemoradiotherapy with 5-fluorouracil and cisplatin for Stage Ⅱ-Ⅲ esophageal squamous cell carcinoma: JCOG trial （JCOG 9906）. Int J Radiat Oncol Biol Phys. 2011; 81（3）: 684-90.

1　頸部食道癌に対する手術療法

要約　　頸部食道癌の手術療法では喉頭合併切除が必要な症例が多く，喉頭温存を目指した術前化学放射線療法や根治的化学放射線療法が多く選択される。喉頭温存手術は発声機能が温存される一方で誤嚥や肺炎を生じやすく，適応には十分な配慮を要する。喉頭合併切除術は発声機能の喪失による QOL の低下が問題となる。頸部食道癌に対する外科手術と根治的化学放射線療法の予後に関する有意差を示した報告はなく，QOL などを十分に考慮して治療法を選択するべきである。

■**総論**

　　頸部食道周囲には気管や大血管，神経，甲状腺などが存在し，同部に発生する頸部食道癌はこれら隣接臓器浸潤の頻度が高い。またリンパ節転移の頻度も高く，進行癌の状態で診断されることが多い。しかしながら一部の上縦隔リンパ節（[105]，[106rec]）を除いた縦隔内リンパ節に転移を来す頻度が少なく，手術適応となる症例は比較的多い[1]。頸部食道癌の手術療法における大きな問題は，喉頭合併切除を要する症例が多いことである。そのため喉頭温存目的に術前化学放射線療法を施行して腫瘍の縮小を得てから手術を施行する場合[2]や，根治的化学放射線療法を行って，局所遺残や再発が認められた場合に救済手術を施行することがある[3]。

　　喉頭温存手術は咽頭，喉頭，気管に腫瘍浸潤を認めない症例が適応となる。発声機能の温存が最大の利益である一方で，誤嚥や肺炎を生じやすいという不利益があり，一次的な気管切開を要することも多い[4]。そのため適応および術式選択に関しては十分な配慮が必要になる[5]。

　　喉頭合併切除術（咽頭喉頭食道切除術）は腫瘍が咽頭，喉頭，気管に浸潤している際に必要になる。また浸潤が咽頭に直接及ばなくても，再建臓器との吻合に必要な頸部食道が確保できない症例では適応となる。喉頭合併切除術では発声機能が失われ，術後 QOL が著しく低下することが大きな問題である。確実な根治性と合わせた十分な適応の検討が必要とされる。

　　頸部食道癌に対する切除術後の主な再建法としては，遊離空腸移植[6]による再建と胃管による再建[7]が挙げられる。第一選択は遊離空腸移植と考えられるが，胸部食道癌の重複例や頸部食道癌肛側が胸部食道にかかり肛側吻合が困難な症例などでは胃管再建が選択される。

　　頸部食道癌のリンパ節転移頻度は高いとされるが，その多くは頸部領域と一部の上縦隔領域（[105]，[106rec]）に限定されることが多く，頸部操作で可能な領域を中心に郭清が行われている。しかしながら，頸部食道癌のリンパ節郭清効果に関する報告は未だ少なく，今後の課題である。

　　頸部食道癌に対する外科手術と根治的化学放射線療法の予後に関する明らかな有意差を示した報告はなく，QOL なども十分に考慮した治療法を選択するべきである。

参考文献 ―――

1）宇田川晴司，他: 臨床食道学 根治手術 頸部食道癌，南江堂，2015.

2）白石治，他: 咽喉頭・頸部食道癌の治療戦略　導入化学放射線療法と術式工夫による喉頭温存を重視した集

　　学的治療戦略. 日気管食道会報. 2014; 65(2): 144-7.
3) 安田卓司, 他:【下咽頭・頸部食道癌の治療戦略】頸部食道癌に対する治療戦略　更なる根治性と機能性の向上を目指して. 日気管食道会報. 2008; 59(2): 99-102.
4) 中島康晃, 他: 頸部食道癌に対する手術治療　喉頭温存を目指した手術戦略. 日気管食道会報. 2014; 65(6): 447-56.
5) 白石治, 他:【下咽頭・頸部食道表在癌の内視鏡診断と治療】頸部食道癌の手術　どこまで咽頭を残せるか？ 消内視鏡. 2016; 28(1): 115-21.
6) Mayanagi S, et al: The use of short segment free jejunal transfer as salvage surgery for cervical esophageal and hypopharyngeal cancer. World J Surg. 2014; 38(1): 144-9.
7) Ullah R, et al: Pharyngo-laryngo-oesophagectomy and gastric pull-up for post-cricoid and cervical oesophageal squamous cell carcinoma. J Laryngol Otol. 2002; 116(10): 826-30.

■ **Clinical Question**

CQ20　頸部食道癌に対して予防的に上縦隔リンパ節郭清を行うことを推奨するか？

推奨文　切除可能な頸部食道癌における手術療法において予防的に上縦隔リンパ節郭清を行うことを弱く推奨する. (合意率：96.4% [27/28], エビデンスの強さ：C)

(解説文)

　頸部食道癌に対しては, 頸部と頸部操作から郭清可能な上縦隔が領域リンパ節とされており(食道癌取扱い規約第12版), 現在本邦ではこの領域を中心に郭清が行われている. しかし, 頸部食道癌のリンパ節転移頻度や郭清効果に関する詳細な報告は少ない. とくに上縦隔リンパ節郭清は, 頸部から行う場合はやや視野が悪く反回神経麻痺の誘因となり, 良好な視野を求めると胸骨縦切開が必要になり, いずれにせよ患者にかかる負担は大きくなる. 頸部食道癌に対する上縦隔リンパ節郭清は, 益と害のバランスを考えて検討すべき重要な臨床課題である.

　本CQに対して文献検索を行ったところ, PubMed：77編, Cochrane：42編, 医中誌：87編が抽出された. さらにこれらの検索で抽出されなかった文献を前版から5編追加し, これらに対する一次, および二次スクリーニングを経て, 12編の観察研究に対するシステマティックレビューを行った. 12編全てにおいて郭清範囲の相違による比較検討は認められず, 症例集積研究のみであった. また12編のうち10編はわが国からの報告であった. いずれの報告でもStage別の検討は行われていなかった.

　頸部食道癌の上縦隔リンパ節転移頻度は, 頸部食道癌の61.5%[1], 頸部食道(Ce)で33.3%, 頸部胸部上部食道(CeUt)で55.6%[2], 腫瘍中心が頸部である場合は22%[3]などと報告されている.

　予後に関しては転移リンパ節群別と転移個数別の検討で, いずれもその程度が大きくなると予後不良であると報告されている[4]. またリンパ節転移陽性であれば予後不良であると報告されている[5]. いずれもリンパ節転移陽性であれば予後不良とするのみで予防的な上縦隔郭清の有無による予後の影響は検討されていない. 報告例での5年全生存割合は17.6〜52.5%[1-12]とばらつきが大きい.

　短期予後について明記されている報告は2編のみであり, 30日以内の死亡割合はそれぞれ, 17%[6], 3%[7]と報告されている. 一方で術後日数の記載のない手術関連死亡は2編で報告され, それぞれ6.9%[8], 13%[2]とされている. 死因については大血管破裂や気管壊死によるものなどが報告されている[2,6].

　上縦隔郭清施行例の術後合併症に関してはCeおよびCeUt 30例のうち副甲状腺機能低下症

を53%に認めるほか，気管壊死と大血管破裂をそれぞれ13%に認めたと報告されている[2]。また頸胸境界部の食道癌29例のうち反回神経麻痺は34%，気管壊死は24%，誤嚥性肺炎は28%，縫合不全は17%，大血管破裂は3%に生じたと報告されている[6]。

在院日数については1編のみで報告され，在院日数中央値は21.6日[1]とされている。

総括すると，頸部食道癌の上縦隔リンパ節転移は多く認められるが，予防的郭清による生存期間延長効果についてはシステマティックレビューの結果からは不明である。一方で手術関連死亡を含めた重篤な合併症が報告されており，適応については患者の希望や全身状態を考慮したうえで慎重に検討すべきと考える。

以上，エビデンスの強さや益と害のバランスなどを勘案し，推奨文は「切除可能な頸部食道癌における手術療法において予防的に上縦隔リンパ節郭清を行うことを弱く推奨する」とした。

参考文献

1) Martins AS: Neck and mediastinal node dissection in pharyngolaryngoesophageal tumors. Head Neck. 2001; 23(9): 772-9.

2) Hirano S, et al: Upper mediastinal node dissection for hypopharyngeal and cervical esophageal carcinomas. Ann Otol Rhinol Laryngol. 2007; 116(4): 290-6.

3) Yamasaki M, et al: Pattern of Lymphatic Spread of Esophageal Cancer at the Cervicothoracic Junction Based on the Tumor Location: Surgical Treatment of Esophageal Squamous Cell Carcinoma of the Cervicothoracic Junction. Ann Surg Oncol. 2005; 22 Suppl 3: S750-7.

4) 佐々木徹, 他: 当科における頸部食道癌の臨床的検討. 頭頸部癌. 2008; 34(1): 56-61.

5) Timon CV: Paratracheal lymph node involvement in advanced cancer of the larynx, hypopharynx, and cervical esophagus. Laryngoscope. 2003; 113(9): 1595-9.

6) Fujita H, et al: Total esophagectomy versus proximal esophagectomy for esophageal cancer at the cervicothoracic junction. World J Surg. 1999; 23(5): 486-91.

7) Fujita H, et al: A new N category for cancer of the cervical esophagus based on lymph node compartments. Esophagus. 2008; 5(1): 19-26.

8) 米澤宏一郎, 他: 当院における頸部食道癌に対する治療戦略. 頭頸部癌. 2015; 41(4): 422-6.

9) 真栄田裕行, 他: 当科における下咽頭・頸部食道癌治療の妥当性に関する検討. 口腔咽頭科. 2015; 28(2): 165-70.

10) 千々和秀記, 他: 頸部食道癌のリンパ節転移に対する臨床的検討　リンパ節転移群の再検討. 日気管食道会報. 2006; 57(3): 277-82.

11) 赤羽　誉, 他: 頸部食道癌の外科的治療　当科における頸部食道癌の手術治療経験 日気管食道会報. 2006; 57(2): 125-9.

12) 岸本誠司, 他:【食道癌　どこまで郭清すべきか】頸部食道癌　進展方向を考慮した頸部食道癌の郭清範囲の設定. 外科. 2000; 62(7): 731-6.

V
外科治療

2 胸部食道癌に対する手術療法

要約　　胸部食道癌は頸・胸・腹の広範囲にリンパ節転移がみられることが多く，3領域リンパ節郭清を必要とする。従来の右開胸開腹手術に加え近年，胸腔鏡下手術，腹腔鏡下手術，ロボット支援下手術，縦隔鏡下手術などが導入されたが有効性，安全性に関しては今後の検証課題である。

総論

　　胸部食道癌は，頸部（頸部食道傍・鎖骨上），上中下縦隔（とくに両側反回神経周囲），腹部（胃小弯側）など広範囲にリンパ節転移を認めることが多く，本邦では頸・胸・腹部にわたる3領域リンパ節郭清が施行されてきた。食道癌取扱い規約第12版では，2領域郭清はD2，3領域郭清はD3と定義された。

　　食道癌手術の基本は右開胸開腹，食道亜全摘，リンパ節郭清，胃管再建，頸部食道胃管吻合である。腫瘍の占居部位，深達度，術前状況に応じて左開胸，あるいは食道抜去術も考慮される。再建臓器は胃が第一選択であり，次いで結腸，小腸が用いられる。再建経路としては，胸壁前，胸骨後，後縦隔の3経路がある。各々長所と短所があり，患者背景や進行度を考慮して選択される。

　　最近は，胸腔鏡や腹腔鏡を用いた内視鏡手術が増加しているが，これらの安全性や長期成績についてのエビデンスは少ない。開胸/開腹手術と開胸/腹腔鏡手術を比較したフランスでのランダム化比較試験（MIRO trial）では，腹腔鏡手術は開腹手術に比べ術後呼吸器関連合併症を有意に減少させ，3年全生存割合も良好な傾向にあった（67% vs. 55%）[1]。

　　胸腔鏡手術に関してはオランダを中心とした欧州でのランダム化比較試験（TIME trial）では，胸腔鏡手術は開胸手術に比べ術後肺炎の頻度が有意に低かったが（12% vs. 34%），長期成績については両群で有意差を認めなかった[2,3]。現在わが国のランダム化比較試験（JCOG1409）で長期成績も含めた安全性・有効性を検証中である。限られた施設ではあるが，2018年4月からロボット支援下食道切除術が保険診療で施行できるようになった。また非開胸で行える縦隔鏡下食道切除術にも注目が集まっている。ロボット支援下手術や縦隔鏡下手術もその低侵襲性が期待されているが，胸腔鏡手術との客観的な比較検討は今後の課題である。

　　手術合併症としては肺炎をはじめとした呼吸器関連合併症，縫合不全，反回神経麻痺などがあり，合併症を減らすために様々な工夫がなされている。

参考文献

1) Mariette C, et al: Hybrid Minimally Invasive Esophagectomy for Esophageal Cancer. N Engl J Med. 2019; 380(2): 152-62.
2) Biere SA, et al: Minimally invasive versus open oesophagectomy for patients with oesophageal cancer: a multicentre, open-label, randomised controlled trial. Lancet. 2012; 379(9829): 1887-92.
3) Straatman J, et al: Minimally invasive versus open esophageal resection three-year follow-up of the previously reported randomized controlled trial: the TIME Trial. Ann Surg. 2017; 266(2): 232-6.

CQ21 胸部食道癌根治術において予防的に頸部リンパ節郭清を行うことを推奨するか？

推奨文 胸部上中部食道癌に対しては予防的に頸部リンパ節郭清を行うことを弱く推奨する。**(合意率：96.4%[27/28]，エビデンスの強さ：C)**

解説文

　本邦では，1980年代に胸部腹部に加え，頸部傍食道リンパ節（[101R]，[101L]）と[104]の頸部リンパ節郭清を追加する拡大郭清が開発され，その良好な成績が報告されてきた。一方，TNM（UICC）分類では鎖骨上リンパ節（[104R]，[104L]）は，領域外の遠隔リンパ節に分類されている。本邦の食道癌全国登録データベースを用いた検討では，頸部リンパ節郭清は胸部上部中部食道癌に対し比較的高い郭清効果指数（転移リンパ節頻度（%）×5年全生存割合（%）/100）を示していた。一方，胸部下部食道癌では[104]の転移陽性率は3.7～7.0%，郭清効果指数は[104]では0～0.6と低値であったが[1]，本後方視的解析による郭清効果指数の検討結果に基づき，食道癌取扱い規約第11版では鎖骨上リンパ節（[104R]，[104L]）は所属リンパ節に分類され，2017年度版の食道癌診療ガイドラインでは「胸部上中部食道癌に対しては頸部リンパ節郭清を行うことを強く推奨する」と記載されている。

　2019年12月に374施設を対象として日本食道学会の行った予防的頸部郭清に関するアンケート調査の結果によると，胸部上部食道癌に対してはcStage Iで56.0%，cStage Ⅱ，Ⅲかつ上縦隔リンパ節転移陽性/陰性例で各87.7/72%の施設で予防的頸部郭清を半数以上の症例に行っていた。また胸部中部食道癌に対しては，cStage Iで39.8%，cStage Ⅱ，Ⅲかつ上縦隔リンパ節転移陽性/陰性例で各81.6/57.6%の施設で予防的頸部郭清を半数以上の症例に行っていた。一方で胸部下部食道癌に対しては，cStage Iで13.9%，cStage Ⅱ，Ⅲかつ上縦隔リンパ節転移陽性/陰性で64.8/28.6%の施設で予防的頸部郭清を半数以上の症例に行っていた。すなわち，現行のガイドラインは日常診療において比較的遵守されており，各施設において腫瘍占居部位やリンパ節転移状況により予防的頸部郭清の適応が判断されていることを示唆する結果であった。

　しかしながら，手術手技や周術期管理が進歩し，また術前治療が標準的に行われる現在において，予防的頸部郭清の意義は明らかではない。そこで，予防的頸部郭清の意義を考慮するにあたり，予後改善効果，頸部リンパ節再発，合併症，手術関連死亡，コスト，QOLの観点から検証を行うこととなった。なお，本CQでの予防的頸部リンパ節郭清とは，鎖骨上リンパ節（[104R]，[104L]）郭清を意味することとする。

　本CQに対して文献検索を行った結果，PubMed：265編，医中誌：191編が抽出された。一次，二次スクリーニングを経て，2編のランダム化比較試験，16編の観察研究に対して定性的システマティックレビューを行った。

　わが国における頸部リンパ節郭清を施行した群と施行していない群の治療成績と合併症について直接比較したランダム化比較試験の報告では，症例数が少ないため有意差を認めなかったが，頸部リンパ節郭清により全生存期間が延長される傾向があった[2]。現在，中国においてランダム化比較試験が行われており，その短期成績のみが報告されているが，術後合併症の発生率において両群間で有意な差を認めていない[3]。

　また，頸部リンパ節郭清と生存期間に関する観察研究は11編あり，予防的頸部郭清により生存期間延長を認めるとした観察研究は4編あったが[4-7]，比較的古い2000年前後の報告であっ

た。比較的最近行われた，背景因子を揃えた5編の観察研究では，対象集団全体において予防的頸部郭清による生存期間延長効果を認めなかった[8-12]。しかしながら，ある特定の集団においては予防的頸部郭清による予後延長効果の可能性を示唆する報告があった。1編は上縦隔リンパ節転移陽性かつ胸腹部リンパ節転移を4個以上認めた症例において生存期間の延長を認めた[8]。1編は胸部下部食道癌のみを対象とした観察研究であったが，上縦隔または中縦隔にリンパ節転移を認めた場合，生存期間の延長を認めた[7]。pN1症例において頸部郭清を行うことで生存期間の延長を認めたとする報告が2編あり[9]，そのうち1編は胸部上中部食道癌でとくに予後良好であった[13]。これらの結果から，食道癌に対する頸部リンパ節郭清は，胸部上中部食道癌もしくは上縦隔リンパ節転移症例において生存期間を延長する可能性が示唆されている。

　安全性に関しては2編のランダム化比較試験があり，そのうち1編の報告では，予防的頸部郭清において合併症発生率に差を認めなかったが，もう1編では術後合併症として横隔神経麻痺の増加，気管切開の増加を認めたものの，反回神経麻痺，呼吸器合併症，縫合不全の増加を認めなかったとしている。また，わが国の3編および海外の1編の観察研究では，予防的頸部郭清例において反回神経麻痺[12,13]，縫合不全[9,13]，胃酸逆流[14]の増加があると報告されていたが，国内外の5編[4,7,10,15,16]の報告では術後合併症の発生率に差を認めなかった。術後在院死亡に関してわが国の比較的古い1編の報告では予防的頸部郭清により術後在院死亡が増加したとの報告があるが[4]，その後のわが国の4編[7,13,15]および海外の1編[11]の観察研究において頸部リンパ節郭清により術後在院死亡の増加を認めていない。

　コストに関するランダム化比較試験および観察研究は報告されていない。患者QOLに関しては，5編の観察研究を認めた。そのうち1編の観察研究では，予防的頸部郭清を施行した群と施行しなかった群で，QOLに差がないと報告されている[13]。一方で別の2編の観察研究では，QOLアンケート調査の結果，予防的頸部郭清によりQOLが低下することが報告されている[17,18]。また，頸部郭清により喉頭挙上の制限や[19]，逆流症状が増加する[14]可能性も報告されている。これらの結果から，予防的頸部郭清がQOLを悪化させる可能性があるが，十分な根拠とエビデンスはなく今後さらなる検証が必要である。

　以上まとめると，予防的頸部リンパ節郭清は胸部上中部食道癌もしくはリンパ節転移陽性（とくに上縦隔リンパ節転移）症例において生存期間の延長を認める報告が多い。術前リンパ節転移診断基準が不明確かつ統一されていない現況を考えると，胸部上中部食道癌を対象とすることがより合理的であると考える。安全性に関しては合併症を増加させるリスクも否定できないが，在院死亡を増加させないとの報告が多く，安全に施行可能と考えられる。以上，益と害のバランス，エビデンスの強さ，患者の希望などを勘案し，推奨文は「胸部上中部食道癌に対しては予防的頸部リンパ節郭清を行うことを弱く推奨する」とした。なお前版ガイドラインでは同CQの推奨文について「胸部上中部食道癌に対しては頸部リンパ節郭清を行うことを強く推奨する（エビデンスの強さ：B）」としていたが，今回エビデンスとしては大きくは変わりないものの（高齢化など）患者背景や術前治療，手術アプローチ，術後管理などの時代変化も考慮し「弱く推奨する」とした。なお，わが国においてJCOGにて予防的頸部郭清に関するランダム化比較試験が開始され，本結果により，今後推奨文が変更される可能性がある。

参考文献

1）Tachimori Y, et al: Efficacy of lymph node dissection for each station based on esophageal tumor location. Esophagus. 2016; 13(2): 138-45.

2) Nishihira T, et al: A prospective randomized trial of extended cervical and superior mediastinal lymphadenectomy for carcinoma of the thoracic esophagus. Am J Surg. 1998; 175(1): 47-51.

3) Li B, et al: Three-field versus two-field lymphadenectomy in transthoracic oesophagectomy for oesophageal squamous cell carcinoma: short-term outcomes of a randomized clinical trial. Br J Surg. 2020; 107(6): 647-54.

4) Kato H, et al: Evaluation of neck lymph node dissection for thoracic esophageal carcinoma. Ann Thorac Surg. 1991; 51(6): 931-5.

5) Isono K, et al: Results of a nationwide study on the three-field lymph node dissection of esophageal cancer. Oncology. 1991; 48(5): 411-20.

6) Akiyama H, et al: Radical lymph node dissection for cancer of the thoracic esophagus. Ann Surg. 1994; 220(3): 364-72; discussion 372-3.

7) Igaki H, et al: Improved survival for patients with upper and/or middle mediastinal lymph node metastasis of squamous cell carcinoma of the lower thoracic esophagus treated with 3-field dissection. Ann Surg. 2004; 239(4): 483-90.

8) Li H, et al: Thoracic recurrent laryngeal lymph node metastases predict cervical node metastases and benefit from three-field dissection in selected patients with thoracic esophageal squamous cell carcinoma. J Surg Oncol. 2012; 105(6): 548-52.

9) Shao L, et al: Three-field versus two-field lymph node dissection for thoracic esophageal squamous cell carcinoma: a propensity score-matched comparison. J Thorac Dis. 2018; 10(5): 2924-32.

10) Shim YM, et al: Comparison of survival and recurrence pattern between two-field and three-field lymph node dissections for upper thoracic esophageal squamous cell carcinoma. J Thorac Oncol. 2010; 5(5): 707-12.

11) Fan N, et al: Comparison of short- and long-term outcomes between 3-field and modern 2-field lymph node dissections for thoracic oesophageal squamous cell carcinoma: a propensity score matching analysis. Interact Cardiovasc Thorac Surg. 2019; 29(3): 434-41.

12) Koterazawa Y, et al: Prophylactic Cervical Lymph Node Dissection in Thoracoscopic Esophagectomy for Esophageal Cancer Increases Postoperative Complications and Does Not Improve Survival. Ann Surg Oncol. 2019; 26(9): 2899-904.

13) Fujita H, et al: Mortality and morbidity rates, postoperative course, quality of life, and prognosis after extended radical lymphadenectomy for esophageal cancer. Comparison of three-field lymphadenectomy with two-field lymphadenectomy. Ann Surg. 1995; 222(5): 654-62.

14) Asai S, et al: The impact of cervical lymph node dissection on acid and duodenogastroesophageal reflux after intrathoracic esophagogastrostomy following transthoracic esophagectomy. Surg Today. 2019; 49(12): 1029-34.

15) Yamashita K, et al: Comparison of short-term outcomes between 2- and 3-field lymph node dissection for esophageal cancer. Dis Esophagus. 2017; 30(11): 1-8.

16) Ando N, et al: [An assessment of extended lymphadenectomy including cervical node dissection for cancer of the thoracic esophagus]. Nihon Geka Gakkai Zasshi 1989; 90(9): 1616-8.

17) Gradauskas P, et al: Changes in quality of life after esophageal resections for carcinoma. Medicina (Kaunas). 2006; 42(3): 187-94.

18) Nakamura M, et al: Postoperative gastrointestinal dysfunction after 2-field versus 3-field lymph node dissection in patients with esophageal cancer. Surg Today. 2007; 37(5): 379-82.

19) Yasuda T, et al: Evaluation of dysphagia and diminished airway protection after three-field esophagectomy and a remedy. World J Surg. 2013; 37(2): 416-23.

CQ22	胸部食道癌に対して胸腔鏡下食道切除術を行うことを推奨するか？
推奨文	胸部食道癌に対して胸腔鏡下食道切除術を行うことを弱く推奨する。(**合意率：100%**[28/28]，**エビデンスの強さ：**C)

解説文

　本 CQ に対して文献検索を行った結果，PubMed：245 編，Cochrane：136 編，医中誌 108 編が抽出され，それ以外にハンドサーチで 3 編を追加した。計 492 編に対して一次スクリーニングを施行し，68 編を二次スクリーニングへ抽出し，二次スクリーニングで 31 編（国内単施設後ろ向きコホート研究 13 編，海外多施設ランダム化比較試験が 2 編）が抽出された。5 年全生存割合，5 年無再発生存割合，術後合併症，術後呼吸機能をアウトカムとして設定した。

　開胸手術と胸腔鏡下手術の治療成績を直接比較したランダム化比較試験は過去にオランダを中心とした欧州からの TIME trial があり，短期成績についての報告 1 編[1]と短期・長期成績を比較した 1 編[2]の報告が存在する。長期成績については，3 年全生存割合における HR は 0.89 [95%CI：0.56-1.4] と両群で有意差を認めなかった[2]。しかしながらこの試験は欧州からの報告であり，わが国と同様の上縦隔リンパ節郭清，とくに反回神経周囲リンパ節郭清は行っておらず，非直接性を考慮し，エビデンスの強さを B（中）とした。

　また，開胸手術と胸腔鏡下手術における長期成績を比較した観察研究は過去に 17 編[3-19]あり，そのうちわが国からの報告は 7 編であった[3-9]。5 年全生存割合が報告されている 13 編を抽出し，メタアナリシスを施行した[3-9,11,13,16-19]。メタアナリシスの結果，胸腔鏡下手術群で 5 年全生存において有意に良好な成績であった（HR：1.098 [95%CI：1.002-1.202]）。また，5 年無再発生存割合の報告がある 3 編を抽出し，同様にメタアナリシスを行った[3,4,8]。その結果，5 年無再発生存割合において胸腔鏡下食道切除術群は有意に良好な成績を認めた（HR：1.167 [95%CI：1.036-1.314]）。しかしながら，いずれの報告も後ろ向きコホート研究であるためバイアスリスクが高く，今回のシステマティックレビューの結果を用いて長期予後に関する結論を導くことは困難であるためエビデンスの強さは D（とても弱い）とした。

　安全性に関しては，上述した欧州からのランダム化比較試験において，術後肺炎が開胸手術群 34% に対し，胸腔鏡下手術群で 12% と有意に低い発生率であった[1]。また，反回神経麻痺においても開胸手術群 14% に対し，胸腔鏡下手術群 2% と有意に低い発生率と報告されている。一方，縫合不全においては両群間で差を認めなかった[1]。しかし，わが国における 2011～2012 年の期間，NCD に登録された，食道切除再建症例 9,584 例の解析では，全合併症発生率が開胸手術群 43.1% に対し，胸腔鏡下手術 42% と両群間で差を認めなかった[20]。したがって安全性に関してエビデンスの強さは C（弱）とした。

　術後呼吸機能に関して開胸手術と胸腔鏡下手術を直接比較した報告は 3 編のみであり，いずれもわが国からの後ろ向きコホート研究であった[9,21,22]。いずれの報告でも術後呼吸機能は開胸手術群で有意に低下していたが，後ろ向きコホート研究であり，バイアスリスクが高く，報告されている症例数も少ないことからエビデンスの強さは D（とても弱い）とした。

　以上の結果を踏まえ，益と害のバランス，患者の希望，エビデンスの強さなどを勘案し，「胸部食道癌に対して胸腔鏡下食道切除術を行うことを弱く推奨する」，エビデンスの強さは C（弱）とした。

参考文献

1) Biere SA, et al: Minimally invasive versus open oesophagectomy for patients with oesophageal cancer: a multicentre, open-label, randomised controlled trial. Lancet. 2012; 379(9829): 1887-92.

2) Straatman J, et al: Minimally invasive versus open esophageal resection three-year follow-up of the previously reported randomized controlled trial: the TIME Trial. Ann Surg. 2017; 266(2): 232-6.

3) Kanekiyo S, et al: Low invasiveness of thoracoscopic esophagectomy in the prone position for esophageal cancer: a propensity score-matched comparison of operative approaches between thoracoscopic and open esophagectomy. Surg Endosc. 2018; 32(4): 1945-53.

4) Yamashita K, et al: Minimally invasive esophagectomy attenuates the postoperative inflammatory response and improves survival compared with open esophagectomy in patients with esophageal cancer: a propensity score matched analysis. Surg Endosc. 2018; 32(11): 4443-50.

5) Kunisaki C, et al: Significance of thoracoscopy-assisted surgery with a minithoracotomy and hand-assisted laparoscopic surgery for esophageal cancer: The experience of a single surgeon. J Gastrointest Surg. 2011; 15(11): 1939-51.

6) Miyasaka D, et al: Clinical evaluation of the feasibility of minimally invasive surgery in esophageal cancer. Asian J Endosc Surg. 2013; 6(1): 26-32.

7) Komine O, et al: Short-term postoperative superiority and 5-year follow-up outcomes of video-assisted thoracoscopic esophagectomy for treatment of esophageal carcinoma: a historical comparison with conventional open esophagectomy under a single experienced surgeon. Esophagus. 2014; 11(1): 54-63.

8) Lee S, et al: Comparison of long-term outcomes between thoracoscopic esophagectomy and open esophagectomy by using the propensity score matching in 655 patients with esophageal cancer. Osaka City Med. 2018; 64(2): 99-111.

9) Osugi H, et al: A comparison of video-assisted thoracoscopic oesophagectomy and radical lymph node dissection for squamous cell cancer of the oesophagus with open operation. Br J Surg. 2003; 90(1): 108-13.

10) Luigi B, et al: Early outcome of thoracoscopic and hybrid esophagectomy: Propensity-matched comparative analysis. Surgery. 2016; 159(4): 1073-81.

11) Weksler B, et al: Survival after esophagectomy: A propensity-matched study of different surgical approaches. Ann Thorac Surg. 2017; 104(4): 1138-46.

12) Berlth F, et al: Total minimally invasive esophagectomy for esophageal adenocarcinoma reduces postoperative pain and pneumonia compared to hybrid esophagectomy. Surg Endosc. 2018; 32(12): 4957-65.

13) Bernard M, et al: Comparison of the outcomes between open and minimally invasive esophagectomy. Ann Surg. 2007; 245(2): 232-40.

14) Hsu PK, et al: Open versus thoracoscopic esophagectomy in patients with esophageal squamous cell carcinoma. World J Surg. 2014; 38(2): 402-9

15) Hong L, et al: The short-term outcome of three-field minimally invasive esophagectomy for Siewert type I esophagogastric junctional adenocarcinoma. Ann Thorac Surg. 2013; 96(5): 1826-31.

16) Lee JM, et al: Is There any benefit to incorporating a laparoscopic procedure into minimally invasive esophagectomy? The impact on perioperative results in patients with esophageal cancer. World J Surg. 2011; 35(4): 790-7.

17) Nafteux P, et al: Minimally invasive oesophagectomy: a valuable alternative to open oesophagectomy for the treatment of early oesophageal and gastro-oesophageal junction carcinoma. Eur J Cardiothorac Surg. 2011; 40(6): 1455-65.

18) Tapias LF, et al: Outcomes with open and minimally invasive Ivor Lewis esophagectomy after neoadjuvant therapy. Ann Thorac Surg. 2016; 101(3): 1097-103.

19) Mitzman B, et al: Minimally invasive esophagectomy provides equivalent survival to open esophagectomy: An analysis of the National Cancer Database. Semin Thoracic Cardiovasc Surg. 2017; 29(2): 244-53.

20) Takeuchi H, et al: Comparison of short-term outcomes between open and minimally invasive esophagectomy for esophageal cancer using a Nationwide Database in Japan. Ann Surg Oncol. 2017; 24(7): 1821-7.

21) Taguchi S, et al: Comparison of three-field esophagectomy for esophageal cancer incorporating open or thoracoscopic thoracotomy. Surg Endosc. 2003; 17(9): 1445-50.

22) Hayashi M, et al: Determination of the optimal surgical procedure by identifying risk factors for pneumonia after transthoracic esophagectomy. Esophagus. 2020; 17(1): 50-8.

V
外科治療

CQ23 胸部食道癌に対してロボット支援下食道切除術を行うことを推奨するか？

推奨文 胸部食道癌に対してロボット支援下食道切除術を行うことを弱く推奨する。（合意率：78.6% [22/28]，エビデンスの強さ：C）

（解説文）

本CQに対して文献検索を行った結果，PubMed：272編，Cochrane：179編，医中誌：106編が抽出された。一次，二次スクリーニングを経て，27編の観察研究に対して定性的および定量的システマティックレビューを行った。

まず開胸手術とロボット支援下手術の有効性を直接比較したランダム化比較試験は，オランダからの報告が1編あるのみであった[1]。この試験においては，全生存期間，無再発生存期間とも両群間に有意差を認めなかった。長期生存を比較した観察研究は4編あり[2-5]，1編でリスク調整後のロボット支援下手術の有意性が示されていた[4]。

術後合併症に関しては，ランダム化比較試験の結果からは全合併症，反回神経麻痺，肺炎，縫合不全のうち，全合併症（RR：0.74，95%CI：0.57-0.96），肺炎（RR：0.51，95%CI：0.31-0.83）でロボット支援下手術の有用性が示された。

観察研究の結果からは全合併症6編[3,6-10]，反回神経麻痺5編[3,6,8-10]，肺炎5編[3,6-8,10]，縫合不全6編[3,6-10]でそれぞれメタアナリシスを行ったところ，肺炎ではロボット支援下手術群でRR：0.46[95%CI：0.31-0.69]と有意に少ない結果であったが，それ以外は開胸手術群との間で有意差を認めなかった。プロペンシティスコアマッチング法で背景因子の調整がされた文献のみで，全合併症2編[7,10]，反回神経麻痺1編[10]，肺炎2編[7,10]，縫合不全2編[7,10]でメタアナリシスを行ったところ，同様に肺炎でロボット支援下手術群がRR：0.43[95%CI：0.18-1.00]と有意に少ない結果であったが，それ以外は開胸手術群との間で差を認めなかった。

また胸腔鏡下手術とロボット支援下手術に関して，治療成績を直接比較したランダム化比較試験はない。長期生存を比較した報告は観察研究のみであるが過去に5編あり[4,5,11-13]，うち1編で扁平上皮癌に対するロボット支援下手術の優位性が2年全生存割合において示されているのみで他は同等であった。無再発生存期間に関しては2編あり[12,13]，両群間に有意差を認めなかった。いずれの報告も後ろ向きコホート研究のため，今回のシステマティックレビューの結果を用いて長期予後に関する結論を導くことは困難であると考えられた。

術後合併症に関して，全合併症10編[6,12-20]，反回神経麻痺12編[6,9,12-16,18,20-23]，肺炎15編[6,9,12-24]，縫合不全15編[6,9,12-24]でそれぞれメタアナリシスを行ったところ，肺炎ではロボット支援下手術群でRR：0.68[95%CI：0.50-0.94]と有意に低い結果であったが，それ以外は両群間で有意差を認めなかった。プロペンシティスコアマッチング法で背景因子の調整がされた文献のみで，全合併症4編[13,14,16,18]，反回神経麻痺6編[13,14,16,18,22,25]，肺炎7編[13,14,16,18,22,24,25]，縫合不全7編[13,14,16,18,22,24,25]でメタアナリシスを行ったところ，いずれにおいても両群間で有意差を認めなかった。

ロボット支援下手術は開胸，胸腔鏡手術に対して明らかに全生存期間，無再発生存期間が劣るという報告はなく，合併症に関しては肺炎を減少させる可能性がある。しかしながら手術時間の延長やコストの増加といったデメリットも考慮に入れる必要がある。ロボット支援下手術は保険診療で行える治療であり，益と害のバランス，エビデンスの強さ，患者の希望などを勘案し，「胸部食道癌に対してロボット支援下食道切除術を行うことを弱く推奨する」とした。

1) van der Sluis PC, et al: Robot-assisted minimally invasive thoracolaparoscopic esophagectomy versus open transthoracic esophagectomy for resectable esophageal cancer: a randomized controlled trial. Ann Surg. 2019; 269(4): 621-30.

2) Yun JK, et al: Clinical utility of robot-assisted transthoracic esophagectomy in advanced esophageal cancer after neoadjuvant chemoradiation therapy. J Thorac Dis. 2019; 11(7): 2913-23.

3) Yun JK, et al: Comparative outcomes of robot-assisted minimally invasive versus open esophagectomy in patients with esophageal squamous cell carcinoma: a propensity score-weighted analysis. Dis Esophagus. 2019; 33(5): doz071.

4) Espinoza-Mercado F, et al: Does the Approach Matter? Comparing Survival in Robotic, Minimally Invasive, and Open Esophagectomies. Ann Thorac Surg. 2019; 107(2): 378-85.

5) Weksler B, et al: Survival After Esophagectomy: A Propensity-Matched Study of Different Surgical Approaches. Ann Thorac Surg. 2017; 104(4): 1138-46.

6) Gong L, et al: Comparison of the short-term outcomes of robot-assisted minimally invasive, video-assisted minimally invasive, and open esophagectomy. J Thorac Dis. 2020; 12(3): 916-24.

7) Naffouje SA, et al: Outcomes of Open Versus Minimally Invasive Ivor-Lewis Esophagectomy for Cancer: A Propensity-Score Matched Analysis of NSQIP Database. Ann Surg Oncol. 2019; 26(7): 2001-10.

8) Sarkaria IS, et al: Early Quality of Life Outcomes After Robotic-Assisted Minimally Invasive and Open Esophagectomy. Ann Thorac Surg. 2019; 108(3): 920-8.

9) Osaka Y, et al: Usefulness of robot-assisted thoracoscopic esophagectomy. Gen Thorac Cardiovasc Surg. 2018; 66(4): 225-31.

10) Jeong DM, et al: Decreased Incidence of Postoperative Delirium in Robot-assisted Thoracoscopic Esophagectomy Compared With Open Transthoracic Esophagectomy. Surg Laparosc Endosc Percutan Tech. 2016; 26(6): 516-22.

11) Yerokun BA, et al: Minimally Invasive Versus Open Esophagectomy for Esophageal Cancer: A Population-Based Analysis. Ann Thorac Surg. 2016; 102(2): 416-23.

12) Park S, et al: Comparison of robot-assisted esophagectomy and thoracoscopic esophagectomy in esophageal squamous cell carcinoma. J Thorac Dis. 2016; 8(10): 2853-61.

13) Yang Y, et al: Short- and mid-term outcomes of robotic versus thoraco-laparoscopic McKeown esophagectomy for squamous cell esophageal cancer: a propensity score-matched study. Dis Esophagus. 2020; 33(6): doz080.

14) He H, et al: Short-term outcomes of robot-assisted minimally invasive esophagectomy for esophageal cancer: a propensity score matched analysis. J Cardiothorac Surg. 2018; 13(1): 52.

15) Weksler B, et al: Robot-assisted minimally invasive esophagectomy is equivalent to thoracoscopic minimally invasive esophagectomy. Dis Esophagus. 2012; 25(5): 403-9.

16) Deng HY, et al: Does robot-assisted minimally invasive esophagectomy really have the advantage of lymphadenectomy over video-assisted minimally invasive esophagectomy in treating esophageal squamous cell carcinoma? A propensity score-matched analysis based on short-term outcomes. Dis Esophagus. 2019; 32(7): doy110.

17) Harbison GJ, et al: Outcomes of robotic versus non-robotic minimally-invasive esophagectomy for esophageal cancer: An American College of Surgeons NSQIP database analysis. Am J Surg. 2019; 218(6): 1223-8.

18) Zhang Y, et al: Early Outcomes of Robot-Assisted Versus Thoracoscopic-Assisted Ivor Lewis Esophagectomy for Esophageal Cancer: A Propensity Score-Matched Study. Ann Surg Oncol. 2019; 26(5): 1284-91.

19) Meredith K, et al: Comparative outcomes of minimally invasive and robotic-assisted esophagectomy. Surg Endosc. 2020; 34(2): 814-20.

20) Chao YK, et al: Transition from video-assisted thoracoscopic to robotic esophagectomy: a single surgeon's experience. Dis Esophagus. 2020; 33(2): doz033.

21) Suda K, et al: Robot-assisted thoracoscopic lymphadenectomy along the left recurrent laryngeal nerve for esophageal squamous cell carcinoma in the prone position: technical report and short-term outcomes. World J Surg. 2012; 36(7): 1608-16.

Ⅴ

外科治療

22) Chen J, et al: Comparisons of short-term outcomes between robot-assisted and thoraco-laparoscopic esophagectomy with extended two-field lymph node dissection for resectable thoracic esophageal squamous cell carcinoma. J Thorac Dis. 2019; 11(9): 3874-80.

23) Motoyama S, et al: Extensive Lymph Node Dissection Around the Left Laryngeal Nerve Achieved With Robot-assisted Thoracoscopic Esophagectomy. Anticancer Res. 2019; 39(3): 1337-42.

24) Tagkalos E, et al: Robot-assisted minimally invasive esophagectomy (RAMIE) compared to conventional minimally invasive esophagectomy (MIE) for esophageal cancer: a propensity-matched analysis. Dis Esophagus. 2020; 33(4): doz060.

25) Chao YK, et al: Lymph Node Evaluation in Robot-Assisted Versus Video-Assisted Thoracoscopic Esophagectomy for Esophageal Squamous Cell Carcinoma: A Propensity-Matched Analysis. World J Surg. 2018; 42(2): 590-8.

■ Clinical Question

CQ24	胸部食道癌に対して縦隔鏡下食道切除術を行うことを推奨するか？
推奨文	胸部食道癌に対して縦隔鏡下食道切除術を行うことは現時点では推奨度を決定することはできない。(合意率：96.4% [27/28]，エビデンスの強さ：D)

(解説文)

　本CQに対して文献検索を行なった結果，PubMed：79編，Cochrane：46編，医中誌：124編の論文が一次スクリーニングで抽出された。これらに対し二次スクリーニングを行い，16編の後方視的観察研究について定性的，定量的システマティックレビューを行った。

　全生存期間，無再発生存期間，術後合併症，術後呼吸機能をアウトカムに設定したが，術後呼吸機能について言及する論文はなかった。

　今回，2000年以降の論文でシステマティックレビューを行ったが，当初，縦隔鏡下食道切除術は非開胸食道抜去術と同様，縦隔リンパ節郭清を伴わない手術として施行されていた。その後，食道表在癌に対し，食道近傍に確認されたリンパ節のみをサンプリングする手術となり，さらに手技の確立とともに2015年頃からは胸腔鏡下食道切除術とほぼ同等の縦隔リンパ節郭清が行えるようになったと考えられている[1-4]，という経緯がある。以上の経緯を考慮し，二次スクリーニングで抽出された全ての論文の結果で推奨を決定するのはバイアスリスクが非常に高いと考えられた。

　全生存期間に関しては，最近の論文で胸腔鏡下食道切除術と比較した論文はなく，また無再発生存期間に関しては，全期間を通じて胸腔鏡下食道切除術と比較した論文はないため，結論を導くことは困難であると考えられた。

　術後合併症に関しては3編の後方視的観察研究の論文があり反回神経麻痺に限りメタアナリシスを行うと，胸腔鏡下食道切除術と比較し，縦隔鏡下食道切除術で有意に多い結果となった[5-7]。

　しかしながら，縦隔鏡下食道切除術は右胸腔からのアプローチによる開胸食道切除術または胸腔鏡下食道切除術と異なり，分離肺換気や，胸壁破壊を伴う手術療法を必要としないため，とくに呼吸器合併症を有する症例にも食道癌手術が行える可能性や，術後肺合併症の軽減につながる可能性がある。また右開胸手術歴のある患者に対しても縦隔鏡下食道切除術は手術歴が

ない患者と同様の手術療法を施行できる。なお縦隔鏡下食道切除術は現在，保険診療で行える治療である。

以上の結果より，胸部食道癌に対する縦隔鏡下食道切除術は患者に対する益と害を比較し，開胸手術や胸腔鏡下手術を施行できなかった患者に対して手術療法を行うことができるという益をもたらす可能性があるが，近年確立されつつある手技に対するエビデンスが少なく，「胸部食道癌に対して縦隔鏡下食道切除術を行うことは現時点では推奨を決定することはできない」，エビデンスの強さはD（とても弱い）とした。

参考文献 ―――――――――――――――――――――――――――――――――――――――

1) Tangoku A, et al: Mediastinoscope-assisted transhiatal esophagectomy for esophageal cancer. Surg Endosc. 2004; 18(3): 383-9

2) Fujiwara H, et al: Perioperative outcomes of single-port mediastinoscope-assisted transhiatal esophagectomy for thoracic esophageal cancer. Dis Esophagus. 2017; 30(10): 1-8.

3) Mori K, et al: Technical details of video-assisted transcervical mediastinal dissection for esophageal cancer and its perioperative outcome. Ann Gastroenterol Surg. 2017; 1(3): 232-7.

4) Tokairin Y, et al: A feasibility study of mediastinoscopic radical esophagectomy for thoracic esophageal cancer from the viewpoint of the dissected mediastinal lymph nodes validated with thoracoscopic procedure: a prospective clinical trial. Esophagus. 2019; 16(2): 214-9.

5) Feng MX, et al: Minimally invasive esophagectomy for esophageal squamous cell carcinoma: a case-control study of thoracoscope versus mediastinoscope assistance. Surg Endosc. 2012; 26(6): 1573-8.

6) Wang J, et al: Mediastinoscopy-assisted esophagectomy for T2 middle and lower thoracic esophageal squamous cell carcinoma patients. World J Surg Oncol. 2018; 16(1): 58.

7) Jin Y, et al: Retrospective Comparison of Two Minimally Invasive Esophagectomy in the Treatment of Esophageal Cancer: Pneumatic Mediastinoscopy Versus Thoracoscopy. J Laparoendosc Adv Surg Tech A. 2019; 29(5): 638-42.

V
外科治療

3 食道胃接合部癌に対する手術療法

要約　食道胃接合部癌，とくに西分類の腺癌もしくはSiewert type Ⅱの治療方針や手術術式については議論が分かれるところである。日本食道学会・日本胃癌学会合同作業部会による前向き試験により，食道胃接合部癌切除例における各リンパ節転移率から，食道浸潤長別での至適郭清範囲および手術アプローチ法が提案された。

■総論

食道胃接合部癌の定義について海外ではSiewert 分類が使用されるが，わが国では日本食道学会，日本胃癌学会ともに西分類を採用している。Siewert 分類については，type Ⅰは胸部食道癌，type Ⅲは噴門癌として取り扱われることが多い。一方，西分類の腺癌もしくはSiewert type Ⅱの治療方針や手術術式については議論が分かれるところである。

食道胃接合部癌は頸部，縦隔，上腹部，腹部大動脈周囲まで極めて広範囲にリンパ節転移を示すことがあり，適切な郭清範囲について一定の見解は得られていなかった。日本食道学会・日本胃癌学会合同作業部会では，手術症例の後方視解析により郭清効果指数（転移率×転移例での5年全生存割合）に基づいて推奨する郭清範囲を設定した。しかし，この後方視解析では4 cm 以下の腫瘍が対象であること，上・中縦隔や腹部大動脈周囲のリンパ節郭清例が少数であ

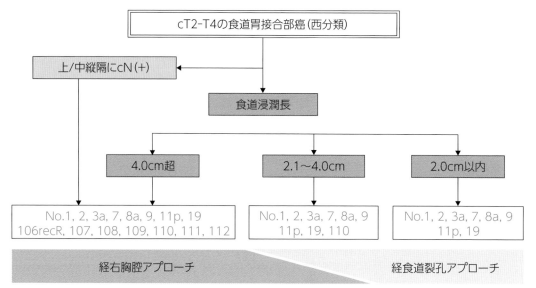

図1：食道胃接合部癌に対する手術アプローチとリンパ節郭清のアルゴリズム
(Kurokawa Y, et al: Ann Surg. 2021; 274（1）: 120-127, Figure3 より改変)

ることなどの課題が指摘されていた。その後に行われた日本食道学会・日本胃癌学会合同作業部会による前向き試験では，cT2-T4 の食道胃接合部癌（西分類）の切除症例における各リンパ節転移率から，食道浸潤長が 2 cm を超す場合は［110］郭清を，4 cm を超す場合は経（右）胸腔アプローチによる［106recR］や中・下縦隔の郭清をそれぞれ考慮するべきである，と提案された（**図1**）。

　また，日本食道学会・日本胃癌学会合同作業部会では，内視鏡所見を基本とする食道胃接合部の定義を提唱した。しかし，実臨床においては進行癌では内視鏡による接合部の同定は不可能であることも多く，また，高頻度に食道裂孔ヘルニアを伴うことより上部消化管造影検査やCT 検査でも推測困難なことが多い。したがって，実臨床では食道胃接合部の判断が曖昧になることはやむを得ないとも言える。主病巣の切離マージンおよびリンパ節の郭清範囲に応じて食道および胃の切除範囲は決まるが，食道胃全摘から下部食道＋噴門側胃切除まで様々な術式が想定される。食道胃接合部癌の手術療法においては，手術侵襲は切除範囲だけではなく，アプローチ方法にも影響されるため，手術侵襲と根治度のバランスを考慮する必要がある。

■ Clinical Question

CQ25	食道胃接合部癌に対する手術療法において，予防的な縦隔リンパ節郭清は推奨されるか？
推奨文	cT2 以深の食道胃接合部癌に対する手術療法において，食道浸潤長が 2 cm 超であれば下縦隔リンパ節郭清を，食道浸潤長が 4 cm 超であれば上中下縦隔リンパ節郭清を行うことを弱く推奨する。**（合意率：100%［26/26］，エビデンスの強さ：C）**

（解説文）

　胃癌治療ガイドライン第 5 版，食道癌診療ガイドライン第 4 版では，JCOG9502 試験の結果から，腫瘍口側縁が食道胃接合部から 3 cm 以下の場合には非開胸経裂孔アプローチが標準治

療と位置づけられている。

　本CQに対する文献検索の結果，PubMed：304編，Cochrane：167編，医中誌：2編が抽出された。本CQでは，西分類およびSiewert type Ⅱに該当する食道胃接合部癌を対象とした縦隔郭清の論文を抽出した。一次，二次スクリーニングを経て，41編の症例集積研究に対して定性的システマティックレビューを行った[1-41]。食道胃接合部の定義として41編中35編はSiewert分類，5編は西分類，1編は接合部上下1 cm以内が用いられていた。41編の報告からアウトカムとして縦隔リンパ節転移率および郭清効果指数を抽出し，本CQに対する評価を行った。リンパ節転移率は［105］：0～3.4%，［106］：0～20%，［107］：0～29%，［108］：0～33%，［109］：0～22%，［110］：0.5～78%，［111］：0～40.3%，［112］：0～45.1%であった。組織別にみると，腺癌の上縦隔リンパ節転移率は0～15.8%，中縦隔リンパ節転移率は2～20%，［110］：3～12%，［111］：0%，［112］：3～13%であり，扁平上皮癌の上縦隔リンパ節転移率は0～8.3%，中縦隔リンパ節転移率は4～31.3%，［110］：13～30%，［111］：4～8%，［112］：8～14%であった。一方，郭清効果指数は［105］：0，［106］：0～0.8，［107］：0～2.6，［108］：0～2.4，［109］：0～3.8，［110］：1.1～14.3，［111］：0～6.7，［112］：0～8.3であった。しかしながら，これらの論文の大部分は後ろ向きの症例集積研究であるため，対象や背景にばらつきが大きく，選択バイアスを含んだものであることに留意する必要がある。

　腫瘍径4 cm以下の食道胃接合部癌に関する全国的なアンケート調査に基づく大規模な後ろ向き研究では，占居部位や組織型に応じて幅があるもののpT1-T4の症例におけるリンパ節転移率は［105］：0～1.1%，［106］：0～5.1%，［107］：0～1.7%，［108］：0.8～4%，［109］：0～2.8%，［110］：0.5～11.9%，［111］：0.3～3.4%，［112］：0～2.3%であり，郭清効果指数は［107］：1.2～2.6，［108］：0～2.5，［109］：0～3.8，［110］：0～7.8，［111］：0～1.2，［112］：0～1.1であったと報告されている[35]。

　日本食道学会・日本胃癌学会合同作業部会の358例のcT2-T4食道胃接合部癌（西分類）を対象にした前向き試験では，各リンパ節の転移率を評価した[36]。各リンパ節の転移率は［105］：1.0%，［106recL］：1.0%，［106recR］：5.1%，［107］：3.1%，［108］：5.1%，［109L］：3.1%，［109R］：2.0%，［110］：9.3%，［111］：3.4%，［112］：2.0%という結果であり，縦隔リンパ節転移率には組織型による明らかな差異を認めなかった。また，食道浸潤長が1.1～2.0 cmの場合には［110］：6.4%，［111］：2.2%，［112］：2.2%，2.1～4.0 cmの場合には［110］：15.3%，［111］：4.2%，［112］：2.5%，4.0 cmを超えると［105］：3.6%，［106recL］：3.6%，［106recR］：10.7%，［107］：7.1%，［108］：7.1%，［109L］：7.1%，［109R］：3.6%，［110］：28.6%，［111］：10.7%，［112］：7.1%という結果であり，食道浸潤長による縦隔リンパ節の郭清範囲の決定が推奨されると報告されている。

　なお，食道胃接合部癌に対する術式別の術後合併症や術後QOLについては，開胸アプローチと経裂孔アプローチを比較した報告は存在するものの[26,31,34,36]，縦隔郭清の有無で術後合併症，手術時間や術後QOLを比較した論文は存在しなかった。しかし，積極的な縦隔郭清による合併症の増加は十分に予想され，とくに上縦隔リンパ節郭清によって反回神経麻痺のリスクが増すことは明らかである。

　以上より，今回のシステマティックレビューの結果から本CQへの結論を導くことは困難であるが，益と害のバランス，リンパ節転移率および郭清効果指数のデータを考慮したエビデンスの強さ，患者の希望などを勘案し，「cT2以深の食道胃接合部癌に対する手術療法において，食道浸潤長が2 cm超であれば下縦隔リンパ節郭清を，食道浸潤長が4 cm超であれば上中下縦

隔リンパ節郭清を行うことを弱く推奨する」とした。ただし，JCOG9502 試験の結果から，食道浸潤長が 2 cm 以下の場合でも，切離断端陰性が十分に確保される範囲の食道に付着する［110］の郭清は行うべきと考えられる。なお，E/EG/E=G の腺癌で食道浸潤長が 1.1～2.0 cm の場合に下縦隔リンパ節郭清が本当に不要かどうか，また扁平上皮癌で食道浸潤長が 2.1～4.0 cm の場合に上中縦隔リンパ節郭清が本当に不要かどうかについては今後の検討課題である。

参考文献 ——

1) Parry K, et al: Surgical Treatment of Adenocarcinomas of the Gastro-esophageal Junction. Ann Surg Oncol. 2014; 22(2): 597-603.

2) Kurokawa Y, et al: Ten-year follow-up results of a randomized clinical trial comparing left thoracoabdominal and abdominal transhiatal approaches to total gastrectomy for adenocarcinoma of the oesophagogastric junction or gastric cardia. Br J Surg. 2015; 102(4): 341-8.

3) Duan X-F, et al: Lymph node dissection for Siewert II esophagogastric junction adenocarcinoma: a retrospective study of 3 surgical procedures. Medicine (Baltimore). 2017; 96(24): e7316.

4) Suh Y-S, et al: Recurrence Pattern and Lymph Node Metastasis of Adenocarcinoma at the Esophagogastric Junction. Ann Surg Oncol. 2017; 24(12): 3631-9.

5) Hasegawa S, et al: Priority of lymph node dissection for Siewert type II/III adenocarcinoma of the esophagogastric junction. Ann Surg Oncol. 2013; 20(13): 4252-9.

6) Yoshikawa T, et al: Theoretical therapeutic impact of lymph node dissection on adenocarcinoma and squamous cell carcinoma of the esophagogastric junction. Gastric Cancer. 2016; 19(1): 143-9.

7) Matsuda T, Tet al: Optimal surgical management for esophagogastric junction carcinoma. Gen Thorac Cardiovasc Surg. 2014; 62(9): 560-6.

8) Monig SP, et al: Topographical distribution of lymph node metastasis in adenocarcinoma of the gastroesophageal junction. Hepatogastroenterology. 2002; 49(44): 419-22.

9) Yonemura Y, et al: Treatment results of adenocarcinoma of the gastroesophageal junction. Hepatogastroenterology. 2008; 55(82-83): 475-81.

10) Kosugi S-I, et al: Appropriate extent of lymphadenectomy for squamous cell carcinoma of the esophagogastric junction. Int J Surg. 2017; 44: 339-43.

11) Schurr PG, et al: Lymphatic spread and microinvolvement in adenocarcinoma of the esophago-gastric junction. J Surg Oncol. 2006; 94(4): 307-15.

12) Zheng B, et al: New evidence guiding extent of lymphadenectomy for esophagogastric junction tumor: Application of Ber-Ep4 Joint with CD44v6 staining on the detection of lower mediastinal lymph node micrometastasis and survival analysis. Medicine (Baltimore). 2017; 96(14): e6533.

13) Dresner SM, et al: The pattern of metastatic lymph node dissemination from adenocarcinoma of the esophagogastric junction. Surgery. 2001; 129(1): 103-9.

14) Kurokawa Y, et al: Mediastinal lymph node metastasis and recurrence in adenocarcinoma of the esophagogastric junction. Surgery. 2015; 157(3): 551-5.

15) Kakeji Y, et al: Lymph node metastasis from cancer of the esophagogastric junction, and determination of the appropriate nodal dissection. Surg Today. 2012; 42(4): 351-8.

16) Yabusaki H, et al: Comparison of the surgical treatment strategies for Siewert type II squamous cell carcinoma in the same area as esophagogastric junction carcinoma: data from a single Japanese high-volume cancer center. Surg Today. 2014; 44(8): 1522-8.

17) Mine S, et al: Lymphadenectomy around the left renal vein in Siewert type II adenocarcinoma of the oesophagogastric junction. Br J Surg. 2013; 100(2): 261-6.

18) Matsuda T, et al: Sentinel node mapping in adenocarcinoma of the esophagogastric junction. World J Surg. 2014; 38(9): 2337-44.

19) Koyanagi K, et al: Clinical significance of esophageal invasion length for the prediction of mediastinal lymph node metastasis in Siewert type II adenocarcinoma: A retrospective single-institution study. Ann Gastroenterol Surg. 2018; 2(3): 187-96.

20) Yamashita H, et al: Optimal extent of lymph node dissection for Siewert type Ⅱ esophagogastric junction carcinoma. Ann Surg. 2011; 254(2): 274-80.

21) Hosokawa Y, et al: Clinicopathological features and prognostic factors of adenocarcinoma of the esophagogastric junction according to Siewert classification: experiences at a single institution in Japan. Ann Surg Oncol. 2012; 19(2): 677-83.

22) Zheng Z, et al: Explored Risk Factors for Lymph Node Metastasis with Siewert Ⅱ/Ⅲ Adenocarcinoma of the Gastroesophageal Junction. Anticancer Res. 2017; 37(8): 4605-10.

23) Duan X, et al: Lymph node dissection for Siewert Ⅱ esophagogastric junction adenocarcinoma: a retrospective study of 136 cases. ANZ J Surg. 2018; 88(4): E264-7.

24) Hoshino I, et al: Surgical treatment strategy for esophagogastric junction cancers based on the tumor diameter. BMC Surg. 2019; 19(1): 152.

25) Hiromasa F, et al: A new N category for cancer in the esophagogastric junction based on lymph node compartments. Esophagus. 2007; 4(3): 103-10.

26) Blank S, et al: Surgical strategies in true adenocarcinoma of the esophagogastric junction (AEG Ⅱ): thoracoabdominal or abdominal approach? Gastric Cancer. 2018; 21(2): 303-14.

27) Di Martino N, et al: Surgical therapy of adenocarcinoma of the esophagogastric junction: analysis of prognostic factors. Hepatogastroenterology. 2005; 52(64): 1110-5.

28) Siewert JR, et al: Adenocarcinoma of the esophago-gastric junction. Scand J Surg. 2006; 95(4): 260-9.

29) Peng J, et al: Optimal Extent of Lymph Node Dissection for Siewert Type Ⅱ Esophagogastric Junction Adenocarcinoma. Ann Thorac Surg. 2015; 100(1): 263-9.

30) Pedrazzani C, et al: Lymph node involvement in advanced gastroesophageal junction adenocarcinoma. J Thorac Cardiovasc Surg. 2007; 134(2): 378-85.

31) Sasako M, et al: Left thoracoabdominal approach versus abdominal-transhiatal approach for gastric cancer of the cardia or subcardia: a randomised controlled trial. Lancet Oncol. 2006; 7(8): 644-51.

32) Hosoda K, et al: Optimal treatment for Siewert type Ⅱ and Ⅲ adenocarcinoma of the esophagogastric junction: A retrospective cohort study with long-term follow-up. World J Gastroenterol. 2017; 23(15): 2723-30.

33) 村上信一, 他: 食道・胃接合部癌の臨床病理学的検討　とくに扁平上皮癌と腺癌の比較. 日消外会誌. 1998; 31(5): 1057-64.

34) 田村孝史, 他: 食道胃接合部癌に対する非開胸・縦隔鏡補助下経裂孔的下部食道切除の有効性についての検討. 日消外会誌. 2011; 44(9): 1079-88.

35) Yamashita H, et al: Results of a nation-wide retrospective study of lymphadenectomy for esophagogastric junction carcinoma. Gastric Cancer. 2017; 20(Suppl 1): 69-83.

36) Kurokawa Y, et al: Mapping of Lymph Node Metastasis From Esophagogastric Junction Tumors: A Prospective Nationwide Multicenter Study. Ann Surg. 2021; 274(1): 120-7.

37) Omloo JM, et al: Extended transthoracic resection compared with limited transhiatal resection for adenocarcinoma of the mid/distal esophagus: five-year survival of a randomized clinical trial. Ann Surg. 2007; 246(6): 992-1000; discussion 1000-1.

38) Shiraishi O, et al: Risk Factors and Prognostic Impact of Mediastinal Lymph Node Metastases in Patients with Esophagogastric Junction Cancer. Ann Surg Oncol. 2020; 27(11): 4433-40.

39) Matsuda T, et al: Clinicopathological Characteristics and Prognostic Factors of Patients with Siewert Type Ⅱ Esophagogastric Junction Carcinoma: A Retrospective Multicenter Study. World J Surg. 2016; 40(7): 1672-9.

40) Fang WL, et al: Esophagogastric Junction Adenocarcinoma According to Siewert Classification in Taiwan. Ann Surg Oncol. 2009; 16(12): 3237-44.

41) Ichikura T, et al: Is Adenocarcinoma of the Gastric Cardia a Distinct Entity Independent of Subcardial Carcinoma? World J Surg. 2003; 27(3): 334-8.

CQ26	食道胃接合部癌に対する手術療法において，予防的な腹部大動脈周囲リンパ節 [16a2] 郭清は推奨されるか？
推奨文	食道胃接合部癌に対する食道切除を伴う手術療法においては，全体の手術侵襲を考慮して腹部大動脈周囲リンパ節［16a2］郭清を行わないことを弱く推奨する。**(合意率：85.2% [23/27]，エビデンスの強さ：C)**

〔解説文〕

　本 CQ に対して文献検索を行ったところ，PubMed：304 編，Cochrane：167 編が抽出された。本 CQ では，西分類および Siewert type Ⅱ に該当する食道胃接合部癌を対象とした腹部大動脈周囲リンパ節郭清に関する論文のシステマティックレビューを行った。抽出された文献からは，食道胃接合部癌を対象に腹部大動脈周囲リンパ節郭清の是非を検証したランダム化比較試験はこれまでに実施されておらず，大部分が単施設（一部多施設を含む）による症例集積研究であった。一次，二次スクリーニングを経て 18 編の症例集積研究に対して定性的システマティックレビューを行った[1-18]。18 編中 10 編は Siewert 分類，5 編は西分類，3 編は両者に該当する腫瘍を対象としていた。いずれも腹部大動脈周囲リンパ節郭清の有効性を検証するためのランダム化比較試験ではないため，背景因子の差があることに加え，アウトカムの評価方法にも一貫性に欠けていた。18 編の報告からアウトカムとして腹部大動脈周囲リンパ節［16a2］の転移率および郭清効果指数を抽出し，本 CQ に対する評価を行った。

　［16a2］転移率は 1.8～22.2%（腺癌：4.8～23.8%，扁平上皮癌：3.2～16.7%）であり[1-5,9-11,18]，郭清効果指数は 0～4.8 であった[3,4,9-11]。しかしながら，これらの論文の大部分は後ろ向きの症例集積研究であるため，対象や背景にばらつきが大きく，選択バイアスを含んだものであることに留意する必要がある。

　3 cm 以内の食道浸潤を有する胃癌と食道胃接合部癌を対象とし左開胸アプローチと腹部経裂孔アプローチを比較した前向きランダム化比較試験（JCOG9502）の結果では，Siewert type Ⅱ の食道胃接合部癌における腹部大動脈周囲リンパ節［16］転移率は 9.3% であった[2]。

　cT1-4 症例を含む腫瘍径 4 cm 以下の食道胃接合部癌に関する全国的なアンケート調査に基づく大規模な後ろ向き研究では，占居部位や組織型に応じて幅があるものの［16a2］リンパ節転移率は 0～0.8% であったと報告されている[5]。

　日本食道学会・日本胃癌学会合同作業部会の 358 例の cT2-T4 食道胃接合部癌（西分類）を対象にした前向き試験では，腹部大動脈周囲リンパ節［16a2］の転移率は 4.7% であり，組織型別には腺癌では 4.8%，扁平上皮癌では 3.2% であったと報告されている[1]。また，腫瘍径が 6 cm 超の症例では転移率が 10.1% であったことから，同じ前向き試験である JCOG9502 の結果との相違は，腫瘍径の違いによるものが大きいと推測される。

　なお，食道胃接合部癌を対象とした腹部大動脈周囲リンパ節郭清による手術時間，術後体重減少や術後 QOL について検討したエビデンスは存在しなかったが，術後合併症については腹部大動脈周囲リンパ節郭清群で膵液瘻が有意に増加したとの単施設の後ろ向き研究の報告がある[10]。

　以上より，今回のシステマティックレビューの結果から本 CQ への結論を導くことは困難であるが，益と害のバランス，リンパ節転移率および郭清効果指数のデータを考慮したエビデンスの強さ，患者の希望などを勘案し，「食道胃接合部癌に対する食道切除を伴う手術療法におい

ては，全体の手術侵襲を考慮して腹部大動脈周囲リンパ節［16a2］郭清を行わないことを弱く推奨する」とした。ただし，腫瘍径が大きい場合にはある程度の郭清効果が期待されるため，今後の検討課題とする。

参考文献

1) Kurokawa Y, et al: Mapping of Lymph Node Metastasis From Esophagogastric Junction Tumors: A Prospective Nationwide Multicenter Study. Ann Surg. 2021; 274(1): 120-7.

2) Kurokawa Y, et al: Ten-year follow-up results of a randomized clinical trial comparing left thoracoabdominal and abdominal transhiatal approaches to total gastrectomy for adenocarcinoma of the oesophagogastric junction or gastric cardia. Br J Surg. 2015; 102(4): 341-8.

3) Hasegawa S, et al: Priority of lymph node dissection for Siewert type II/III adenocarcinoma of the esophagogastric junction. Ann Surg Oncol. 2013; 20(13): 4252-9.

4) Yoshikawa T, et al: Theoretical therapeutic impact of lymph node dissection on adenocarcinoma and squamous cell carcinoma of the esophagogastric junction. Gastric Cancer. 2016; 19(1): 143-9.

5) Yamashita H, et al: Results of a nation-wide retrospective study of lymphadenectomy for esophagogastric junction carcinoma. Gastric Cancer. 2017; 20(Suppl 1): 69-83.

6) Matsuda T, et al: Optimal surgical management for esophagogastric junction carcinoma. Gen Thorac Cardiovasc Surg. 2014; 62(9): 560-6.

7) Yonemura Y, et al: Treatment results of adenocarcinoma of the gastroesophageal junction. Hepatogastroenterology. 2008; 55(82-83): 475-81.

8) Kakeji Y, et al: Lymph node metastasis from cancer of the esophagogastric junction, and determination of the appropriate nodal dissection. Surg Today. 2012; 42(4): 351-8.

9) Yabusaki H, et al: Comparison of the surgical treatment strategies for Siewert type II squamous cell carcinoma in the same area as esophagogastric junction carcinoma: data from a single Japanese high-volume cancer center. Surg Today. 2014; 44(8): 1522-8.

10) Mine S, et al: Lymphadenectomy around the left renal vein in Siewert type II adenocarcinoma of the oesophagogastric junction. Br J Surg. 2013; 100(2): 261-6.

11) Yamashita H, et al: Optimal extent of lymph node dissection for Siewert type II esophagogastric junction carcinoma. Ann Surg. 2011; 254(2): 274-80.

12) Hosokawa Y, et al: Clinicopathological features and prognostic factors of adenocarcinoma of the esophagogastric junction according to Siewert classification: experiences at a single institution in Japan. Ann Surg Oncol. 2012; 19(2): 677-83.

13) Hoshino I, et al: Surgical treatment strategy for esophagogastric junction cancers based on the tumor diameter. BMC Surg. 2019; 19(1): 152.

14) Hiromasa F, et al: A new N category for cancer in the esophagogastric junction based on lymph node compartments. Esophagus. 2007; 4(3): 103-10.

15) Peng J, et al: Optimal Extent of Lymph Node Dissection for Siewert Type II Esophagogastric Junction Adenocarcinoma. Ann Thorac Surg. 2015; 100(1): 263-9.

16) Pedrazzani C, et al: Lymph node involvement in advanced gastroesophageal junction adenocarcinoma. J Thorac Cardiovasc Surg. 2007; 134(2): 378-85.

17) Hosoda K, et al: Optimal treatment for Siewert type II and III adenocarcinoma of the esophagogastric junction: A retrospective cohort study with long-term follow-up. World J Gastroenterol. 2017; 23(15): 2723-30.

18) Matsuda T, et al: Clinicopathological Characteristics and Prognostic Factors of Patients with Siewert Type II Esophagogastric Junction Carcinoma: A Retrospective Multicenter Study. World J Surg. 2016; 40(7): 1672-79.

V
外科治療

CQ27	食道胃接合部癌に対する手術療法において，噴門側胃切除は推奨されるか？
推奨文	食道胃接合部癌に対する手術療法において，噴門側胃切除を行うことを弱く推奨する。(合意率：100%［27/27］，エビデンスの強さ：C)

解説文

　胃癌治療ガイドライン第5版のCQ3では，「U領域のcT1N0の腫瘍に対して，選択肢の一つとして噴門側胃切除術を弱く推奨する」としていたが，第6版の本CQではcT1N0に限定せずcT2-T4やcN（＋）症例も含めた食道胃接合部癌を対象として想定している。

　食道胃接合部癌の術式の選択は外科医や施設に委ねられているのが現状であるが，一般的に胃の切除範囲は，胃全摘または噴門側胃切除のいずれかが選択されることが多い。これは胃の浸潤範囲とリンパ節［4d］，［5］，［6］の郭清意義によって規定される。

　本CQでは，西分類およびSiewert type Ⅱに該当する食道胃接合部癌を対象とした胃全摘または噴門側胃切除の論文のシステマティックレビューを行った。抽出された文献からは，胃全摘と噴門側胃切除での予後を比較したランダム化比較試験は行われておらず，大部分が単施設（一部多施設を含む）による症例集積研究であった。一次，二次スクリーニングを経て，33編の症例集積研究に対して定性的システマティックレビューを行った[1-33]。食道胃接合部の定義として33編中29編はSiewert分類[1-4,6-21,24-32]，3編は西分類[5,23,33]，1編は接合部上下1cm以内が用いられていた[22]。いずれもランダム化比較試験ではないため，背景因子に差があることに加え，アウトカムの評価方法も一貫性に欠けていた。25編の報告からアウトカムとして噴門側胃切除では郭清を行わないが胃全摘では郭清を行う［4d］，［5］，［6］リンパ節の転移率および郭清効果指数を抽出し，本CQに対する評価を行った。リンパ節転移率は［4d］：0～8.8%，［5］：0～6.4%，［6］：0～5%であり，郭清効果指数は［4d］：0～2，［5］：0～0.5，［6］：0～1.6であった。

　腫瘍径4cm以下の食道胃接合部癌に関する全国的なアンケート調査に基づく大規模な後ろ向き研究では，占居部位や組織型に応じて幅があるもののcT1-4の症例におけるリンパ節転移率は［4d］：0～0.8%，［5］：0～0.5%，［6］：0～0.9%であり，郭清効果指数は［4d］：0～0.4，［5］：0，［6］：0.6であったと報告されている[23]。

　日本食道学会・日本胃癌学会合同の358例のcT2-T4食道胃接合部癌（西分類）を対象にした前向き試験では，リンパ節転移率は［4d］：2.2%，［5］：1.1%，［6］：1.7%と，Yamashitaらの報告と同様に低値であったものの，腫瘍径が6cmを超える症例では［4d］，［5］，［6］リンパ節のいずれかに転移を伴う割合が10.7%まで上昇することが報告されている[24]。国内7施設での多施設共同後ろ向き研究の結果，胃への浸潤長が5cmを超えた場合には［4sb］，［4d］，［5］，［6］リンパ節のいずれかに転移を伴う割合が20%だったと報告されており[25]，術式選択の際には腫瘍径や胃浸潤長も考慮すべきであると考えられた。

　なお，食道胃接合部癌に対して胃全摘と噴門側胃切除の間で術後合併症，手術時間，術後体重減少や術後QOLを比較した論文は存在しなかった。しかし，胃癌に対して胃全摘と噴門側胃切除を比較した後ろ向き研究をまとめたメタアナリシスにおいて，噴門側胃切除が胃全摘よりも術後の栄養状態が良好であったと報告されている[34]。一方で術後の逆流性食道炎に関しては，噴門側胃切除において胃全摘と比較して有意に発生率が高かったと報告されており[34]，噴門側胃切除において食道残胃吻合を行う場合は，逆流性食道炎の発生予防を考慮する必要があ

る。総合的な術後の QOL に関してはエビデンスに乏しく，今後のさらなる検討が望まれる。

　以上より，今回のシステマティックレビューの結果から本 CQ への結論を導くことは困難であったが，益と害のバランス，リンパ節転移率および郭清効果指数のデータを考慮したエビデンスの強さ，患者の希望などを勘案し，「食道胃接合部癌に対する手術療法において，噴門側胃切除を行うことを弱く推奨する」とした。ただし，腫瘍径や胃浸潤長の大きい症例に対しては，胃全摘を行うことを推奨する。

参考文献

1) Duan X-F, et al: Lymph node dissection for Siewert Ⅱ esophagogastric junction adenocarcinoma: a retrospective study of 3 surgical procedures. Medicine（Baltimore）. 2017; 96(24): e7316.

2) Hasegawa S, et al: Priority of lymph node dissection for Siewert type Ⅱ/Ⅲ adenocarcinoma of the esophagogastric junction. Ann Surg Oncol. 2013; 20(13): 4252-9.

3) Fujitani K, et al: Pattern of abdominal nodal spread and optimal abdominal lymphadenectomy for advanced Siewert type Ⅱ adenocarcinoma of the cardia: results of a multicenter study. Gastric Cancer. 2013; 16(3): 301-8.

4) Yoshikawa T, et al: Theoretical therapeutic impact of lymph node dissection on adenocarcinoma and squamous cell carcinoma of the esophagogastric junction. Gastric Cancer. 2016; 19(1): 143-9.

5) Matsuda T, et al: Optimal surgical management for esophagogastric junction carcinoma. Gen Thorac Cardiovasc Surg. 2014; 62(9): 560-6.

6) Yonemura Y, et al: Treatment results of adenocarcinoma of the gastroesophageal junction. Hepatogastroenterology. 2008; 55(82-83): 475-81.

7) Kakeji Y, et al: Lymph node metastasis from cancer of the esophagogastric junction, and determination of the appropriate nodal dissection. Surg Today. 2012; 42(4): 351-8.

8) Yabusaki H, et al: Comparison of the surgical treatment strategies for Siewert type Ⅱ squamous cell carcinoma in the same area as esophagogastric junction carcinoma: data from a single Japanese high-volume cancer center. Surg Today. 2014; 44(8): 1522-8.

9) Mine S, et al: Lymphadenectomy around the left renal vein in Siewert type Ⅱ adenocarcinoma of the oesophagogastric junction. Br J Surg. 2013; 100(2): 261-6.

10) Yamashita H, et al: Optimal extent of lymph node dissection for Siewert type Ⅱ esophagogastric junction carcinoma. Ann Surg. 2011; 254(2): 274-80.

11) Hosokawa Y, et al: Clinicopathological features and prognostic factors of adenocarcinoma of the esophagogastric junction according to Siewert classification: experiences at a single institution in Japan. Ann Surg Oncol. 2012; 19(2): 677-83.

12) Hoshino I, et al: Surgical treatment strategy for esophagogastric junction cancers based on the tumor diameter. BMC Surg. 2019; 19(1): 152.

13) Hiromasa F, et al: A new N category for cancer in the esophagogastric junction based on lymph node compartments. Esophagus. 2007; 4(3): 103-10.

14) Wang JB, et al: The prognostic relevance of parapyloric lymph node metastasis in Siewert type Ⅱ/Ⅲ adenocarcinoma of the esophagogastric junction. Eur J Surg Oncol. 2017; 43(12): 2333-40.

15) Goto H, et al: The optimal extent of lymph node dissection for adenocarcinoma of the esophagogastric junction differs between Siewert type Ⅱ and Siewert type Ⅲ patients. Gastric Cancer. 2014; 18(2): 375-81.

16) Di Martino N, et al: Surgical therapy of adenocarcinoma of the esophagogastric junction: analysis of prognostic factors. Hepatogastroenterology. 2005; 52(64): 1110-5.

17) Cai MZ, et al: Priority of lymph node dissection for advanced esophagogastric junction adenocarcinoma with the tumor center located below the esophagogastric junction. Medicine（Baltimore）. 2019; 98(51): e18451.

18) Siewert JR, et al: Adenocarcinoma of the esophago-gastric junction. Scand J Surg. 2006; 95(4): 260-9.

19) Peng J, et al: Optimal Extent of Lymph Node Dissection for Siewert Type Ⅱ Esophagogastric Junction

Ⅴ
外科治療

Adenocarcinoma. Ann Thorac Surg. 2015; 100(1): 263-9.

20）Pedrazzani C, et al: Lymph node involvement in advanced gastroesophageal junction adenocarcinoma. J Thorac Cardiovasc Surg. 2007; 134(2): 378-85.

21）Hosoda K, et al: Optimal treatment for Siewert type Ⅱ and Ⅲ adenocarcinoma of the esophagogastric junction: A retrospective cohort study with long-term follow-up. World J Gastroenterol. 2017; 23(15): 2723-30.

22）田村孝史, 他: 食道胃接合部癌に対する非開胸・縦隔鏡補助下経裂孔的下部食道切除の有効性についての検討. 日消外会誌 2011; 44(9): 1079-88.

23）Yamashita H, et al: Results of a nation-wide retrospective study of lymphadenectomy for esophagogastric junction carcinoma. Gastric Cancer. 2017; 20(Suppl 1): 69-83.

24）Kurokawa Y, et al: Mapping of Lymph Node Metastasis From Esophagogastric Junction Tumors: A Prospective Nationwide Multicenter Study. Ann Surg. 2021; 274(1): 120-7.

25）Mine S, et al: Distribution of involved abdominal lymph nodes is correlated with the distance from the esophagogastric junction to the distal end of the tumor in Siewert type Ⅱ tumors. Eur J Surg Oncol. 2015; 41(10): 1348-53.

26）Zhu K, et al: Proximal Gastrectomy versus Total Gastrectomy for Siewert Type Ⅱ Adenocarcinoma of the Esophagogastric Junction: A Comprehensive Analysis of Data from the SEER Registry. Dis Markers. 2019; 2019: 9637972.

27）Wang L, et al: Short-Term Surgical Outcomes of Laparoscopic Proximal Gastrectomy With Double-Tract Reconstruction Versus Laparoscopic Total Gastrectomy for Adenocarcinoma of Esophagogastric Junction: A Matched-Cohort Study. J Surg Res. 2020; 246(Suppl 1): 292-99.

28）Feng Y, et al: Long-term outcomes and prognostic factor analysis of resected Siewert type Ⅱ adenocarcinoma of esophagogastric junction in China: a seven-year study. BMC Surg. 2020; 20(1): 302.

29）Chen XD, et al: Incidence of lymph node metastasis at each station in Siewert types Ⅱ/Ⅲ adenocarcinoma of the esophagogastric junction: A systematic review and meta-analysis. Surg Oncol. 2020; 35(Suppl 2): 62-70.

30）Matsuda T, et al: Clinicopathological Characteristics and Prognostic Factors of Patients with Siewert Type Ⅱ Esophagogastric Junction Carcinoma: A Retrospective Multicenter Study. World J Surg. 2016; 40(7): 1672-79.

31）Fang WL, et al; Esophagogastric Junction Adenocarcinoma According to Siewert Classification in Taiwan. Ann Surg Oncol. 2009; 16(12): 3237-44.

32）Ichikura T, et al: Is Adenocarcinoma of the Gastric Cardia a Distinct Entity Independent of Subcardial Carcinoma? World J Surg. 2003; 27(3): 334-38.

33）Jezerskyte E, et al; Long-Term Quality of Life After Total Gastrectomy Versus Ivor Lewis Esophagectomy. World J Surg. 2020; 44(4): 838-48.

34）Xu Y, et al: Proximal versus total gastrectomy for proximal early gastric cancer: A systematic review and meta-analysis. Medicine (Baltimore). 2019; 98(19): e15663.

■ **Clinical Question**

CQ28	cStage Ⅱ，Ⅲ食道胃接合部腺癌に術前補助療法を行うことを推奨するか？
推奨文	cStage Ⅱ，Ⅲ食道胃接合部腺癌に対する術前補助療法は現時点では推奨度を決定することはできない。(合意率：96.4% [27/28]，エビデンスの強さ：C)

解説文

　わが国では cStage Ⅱ，Ⅲ胸部食道癌に対しては術前化学療法が標準的治療であるが，cStage Ⅱ，Ⅲ食道胃接合部腺癌に対しての術前補助療法の意義については確立されていない。

　本 CQ に対して文献検索を行った結果，PubMed：41 編，Cochrane：48 編，医中誌：68 編が抽出された。一次，二次スクリーニングを経て，6 編の文献に対して定性的システマティッ

クレビューを行った。このうち術前化学療法と手術単独療法を比較した海外のランダム化比較試験2編に対してメタアナリシスを行ったところ，全生存割合（HR：0.86，95%CI：0.78-0.96，p値＝0.006），無増悪生存割合（HR：0.81，95%CI：0.68-0.96，p値＝0.01）については，術前化学療法を施行した群で有意に良好であった。しかしながら，2編のランダム化比較試験のうち1編[1]は対象の70%が，もう1編[2]は対象の25%が胃癌患者であったことから，本CQの対象である食道胃接合部腺癌に限定した結論を導き出せない可能性が考えられた。また化学療法レジメンの内容も，前者では術前後のECF療法（エピルビシン＋シスプラチン＋5-FU）3コース，後者では術前CF療法（シスプラチン＋5-FU）2または3コースおよび術後CF療法4コースが行われており，わが国の実臨床で選択されるものとは異なっていた。さらに，手術の術式やリンパ節郭清の範囲についても術者主導で決められていたため，わが国と異なる治療方針である可能性があり，メタアナリシスの結果をわが国に外挿可能か判断するのは困難である。

　最近の報告では，cStage Ⅱ以上の食道胃接合部および胃癌に対するFLOT療法（5-FU/ロイコボリン＋オキサリプラチン＋ドセタキセル）とECF療法の比較試験において，FLOT療法の有用性が示され（全生存期間のHR：0.77，95%CI：0.63-0.94，5年生存割合45% vs. 36%）[3]，欧米では新たな標準治療として認識されている。ただし，わが国と欧米における治療成績やFLOT療法の忍容性を考慮すると，直ちにわが国の日常臨床に導入できるものではないと考えられている。

　欧米からの報告では術前化学放射線療法についても比較検討されており，本CQの術前補助療法に含むべきか見解が分かれるところである。食道胃接合部腺癌に対する術前化学療法と術前化学放射線療法を比較したメタアナリシスの結果，術前化学放射線療法群でpCR率が高く（OR：2.8，95%CI：2.27-3.47，p値＜0.001），かつ局所再発の割合が有意に低かったが（OR：0.6，95%CI：0.39-0.91，p値＝0.01），全生存期間の差は認められなかった（5年全生存割合39% vs. 38.7%）[4]。また，術前治療に伴う毒性について術前化学療法と術前化学放射線療法を比較したメタアナリシスでは，術前治療に起因した死亡率の増加は認められなかった[5]。一方で食道癌もしくは食道胃接合部腺癌に対する術前化学療法と術前化学放射線療法の比較試験では，術前化学放射線療法群で術後合併症の重症度が高いと報告されている[6]。

　今回のシステマティックレビューで採用された6編の報告からは，わが国における食道胃接合部腺癌の術前補助療法の成績や益と害のバランスは明確に説明することはできないため，「現時点では推奨度を決定することはできない」とした。現在JCOGでは食道がんグループ，胃がんグループ合同で食道胃接合部腺癌に対する術前化学療法のランダム化比較第Ⅱ，Ⅲ相試験を計画中であり結果が待たれる。

V
外科治療

参考文献

1) Cunningham D, et al: Perioperative chemotherapy versus surgery alone for resectable gastroesophageal cancer. N Engl J Med. 2006; 355(1): 11-20.

2) Ychou M, et al: Perioperative chemotherapy compared with surgery alone for resectable gastroesophageal adenocarcinoma: an FNCLCC and FFCD multicenter phase Ⅲ trial. J Clin Oncol. 2011; 29(13): 1715-21.

3) Al-Batran SE, et al: Perioperative chemotherapy with fluorouracil plus leucovorin, oxaliplatin, and docetaxel versus fluorouracil or capecitabine plus cisplatin and epirubicin for locally advanced, resectable gastric or gastro-oesophageal junction adenocarcinoma（FLOT4）: a randomised, phase 2/3 trial. Lancet. 2019; 393(10184): 1948-57.

4) Petrelli F, et al: Neoadjuvant chemoradiotherapy or chemotherapy for gastroesophageal junction adeno-

carcinoma: A systematic review and meta-analysis. Gastric Cancer. 2019; 22(2): 245-54.

5) Kumagai K, et al: Meta-analysis of postoperative morbidity and perioperative mortality in patients receiving neoadjuvant chemotherapy or chemoradiotherapy for resectable oesophageal and gastro-oesophageal junctional cancers. Br J Surg. 2014; 101(4): 321-38.

6) Klevebro F, et al: Morbidity and mortality after surgery for cancer of the oesophagus and gastro-oesophageal junction: A randomized clinical trial of neoadjuvant chemotherapy vs. neoadjuvant chemoradiation. Eur J Surg Oncol. 2015; 41(7): 920-6.

4 周術期管理とクリニカルパス

要約　術後合併症を防ぐため適切な周術期管理を行うことは安全なチーム医療を推進する上でも重要である。クリニカルパスは食道癌の周術期においても多くの施設で導入されてきたが，施設ごとに手法が異なり，その有用性については明らかではなかった。欧米では Enhanced Recovery After Surgery（ERAS）/ Fast track surgery が新しい周術期管理として多くの手術療法に導入され，食道切除術においても術後合併症を減少させ，在院日数を減らすことが示されている。食道癌患者は栄養障害を来すことが多く，ERAS のガイドラインでも栄養評価と経腸栄養管理が術後合併症を減らすとされている。早期離床を目指した術後リハビリテーションは多くの施設で行われているが，術前からのリハビリテーション介入が術後合併症を減らす可能性について検討する。

■総論

食道癌に対する外科手術は，侵襲の大きい開胸開腹手術から，近年内視鏡手術やロボット支援下手術の導入により低侵襲化が図られてきた[1,2]。手術手技の進歩と並行して，術後合併症の減少を目指して様々な周術期管理手法が導入されている。多様な併存疾患や喫煙・飲酒歴のある高齢患者に対して，正確な耐術能評価と十分なリスク管理を行った上で周術期に適切な介入を行うことは，多くの医療専門職が関わる安全なチーム医療を推進する上でもきわめて重要であると考えられる。

クリニカルパスは，患者状態と診療行為の目標および評価・記録を含む標準診療計画であり，標準からの偏位を分析することで医療の質を改善する手法である[3]。食道癌の周術期においても多くの施設で導入され，その有用性についてはこれまでも検討されてきたが，わが国のクリニカルパスは施設ごとにその手法が異なり，大規模な前向き研究は行われてこなかった。一方欧米では Enhanced Recovery After Surgery（ERAS）あるいは Fast track surgery の概念が新しい周術期管理として多くの手術療法に導入されている。ERAS は欧州静脈経腸栄養学会（ESPEN）の ERAS グループが，2004 年に大腸切除術を対象とした ERAS プロトコールを発表し，以来様々な手術療法の周術期管理に適応されている[4]。食道切除術においても ERAS の導入による臨床的効果が検討され，呼吸器合併症や縫合不全を減少させ，在院日数を減らすことが示されている[5-7]。前版の食道癌診療ガイドライン[8]では食道癌周術期管理におけるクリニカルパスの意義について検討されたが，古典的なクリニカルパスについての報告は少なく，多くは ERAS および Fast track surgery の効果を検証したものであった。食道癌周術期においてクリニカルパスの導入は呼吸器合併症等を減少させる可能性はあるものの，そのエビデンスは限定的であると考えられた[8]。今後は周術期管理手技の総体である ERAS/Fast track surgery

の臨床的意義を検証すると同時に，サルコペニアやフレイルの評価を含めたリハビリテーションや栄養管理など，チーム医療として重要な周術期管理手技について，実地臨床に即した検討が求められる。

　食道癌術後患者に対して，早期離床を目指したリハビリテーションは多くの施設で行われてきた。ERASでも術後リハビリテーションは重要な構成要素であり，術後合併症を防ぐために早期離床が強く推奨されている[6]。近年がん患者のサルコペニアが術後合併症のみならず予後規定因子の一つであり，術前からリハビリテーション介入を導入することの意義が問われている。日本リハビリテーション医学会による，がんのリハビリテーション診療ガイドラインでは，消化器癌に対する術前リハビリテーションのうち，食道癌については限定的ながら術前運動療法や呼吸器リハビリテーションを弱く推奨している[9,10]。前版の食道癌診療ガイドラインでも術前呼吸器リハビリテーションの有用性について検討し，術後呼吸器合併症のリスクを低下させる可能性を示したが[8]，具体的な介入手法や対象患者のばらつきが多く，今回あらためて周術期管理としてのリハビリテーションの意義について検討した。

　進行食道癌患者は腫瘍の進行に伴い栄養障害を来すことが多く，周術期栄養管理の必要性は高い。ESPEN[11]やERASのガイドライン[6]でも術前からの栄養評価と早期の栄養介入が求められ，術後早期の経腸栄養管理が術後合併症を減らすことが示されている。ω3系脂肪酸やアルギニンを付加した免疫栄養の有用性も報告されているが，現時点でのエビデンスは限定的である[6,12]。サルコペニアの改善のため，術前栄養療法とリハビリテーションを組み合わせた報告もみられるが，手技や施設の差は大きく，大規模前向き研究は行われていない[13]。

　近年わが国では周術期口腔ケアの重要性が注目されており，医科歯科連携の推進として保険収載され，多くの施設で実践されている。食道癌周術期口腔ケアが術後肺炎を予防する可能性を示す報告はあるが[14]，大規模な比較試験は行われておらず，今後の検討課題である。

参考文献

1）Mederos MA, et al: Comparison of Clinical Outcomes of Robot-Assisted, Video-Assisted, and Open Esophagectomy for Esophageal Cancer: A Systematic Review and Meta-analysis. JAMA Netw Open. 2021; 4(11): e2129228.

2）Coelho FDS, et al: Minimally invasive esophagectomy versus open esophagectomy: A systematic review and meta-analysis. Eur J Surg Oncol. 2021; 47(11): 2742-8.

3）日本クリニカルパス学会ホームページ http://www.jscp.gr.jp/about.html#sub02

4）Fearon KCH, et al: Enhanced recovery after surgery: a consensus review of clinical care for patients undergoing colonic resection. Clin Nutr. 2005; 24(3): 466-77.

5）Markar SR, et al: Enhanced recovery pathways lead to an improvement in postoperative outcomes following esophagectomy: systematic review and pooled analysis. Dis Esophagus. 2015; 28(5): 468-75.

6）Low DE, et al: Guidelines for Perioperative Care in Esophagectomy: Enhanced Recovery After Surgery (ERAS®) Society Recommendations. World J Surg. 2019; 43(2): 299-330.

7）Triantafyllou T, et al: Enhanced recovery pathways vs standard care pathways in esophageal cancer surgery: systematic review and meta-analysis. Esophagus. 2020; 17(2): 100-12.

8）日本食道学会編: 食道癌診療ガイドライン2017年版. 金原出版, 東京. 2017.

9）日本リハビリテーション医学会編: がんのリハビリテーション診療ガイドライン第2版. 金原出版, 東京. 2019.

10）Yamana I, et al: Randomized Controlled Study to Evaluate the Efficacy of a Preoperative Respiratory Rehabilitation Program to Prevent Postoperative Pulmonary Complications after Esophagectomy. Dig Surg. 2015; 32(5): 331-7.

11）Weimann A, et al: ESPEN guideline: clinical nutrition in surgery. Clin Nutr. 2017; 36(3), 623-50.

V

外科治療

12) Mingliang W, et al: Perioperative immunonutrition in esophageal cancer patients undergoing esophagectomy: the first meta-analysis of randomized clinical trials. Dis Esophagus. 2020; 33(4): 1-8.

13) Apurva A, et al: The enhanced recovery after surgery (ERAS) protocol to promote recovery following esophageal cancer resection. Surg Today. 2020; 50(4): 323-34.

14) Soutome S, et al: Prevention of postoperative pneumonia by perioperative oral care in patients with esophageal cancer undergoing surgery: a multicenter retrospective study of 775 patients. Support Care Cancer. 2020; 28 (9): 4155-62.

■ Clinical Question

CQ29 食道癌術前リハビリテーションを行うことを推奨するか？

推奨文 食道癌術後合併症予防のために術前リハビリテーションを弱く推奨する。（合意率：92.9%［26/28］，エビデンスの強さ：B）

(解説文)

　食道癌の周術期において，術後の早期離床や呼吸器リハビリテーション等の理学療法は多くの施設で既に行われている。術後リハビリテーションはクリニカルパスの一環として，また近年ではERASやFast track surgeryの要素として導入されている。多職種が介入するチーム医療としての周術期リハビリテーションは今後さらに注目されると思われる。食道癌周術期リハビリテーションが臨床現場でどのような目的で行われるのかを明らかにすることはきわめて重要であり，「食道癌の周術期にリハビリテーションを行うことを推奨するか」というCQを設定した。周術期リハビリテーションには，大きく分けて呼吸筋トレーニングを含む術前運動療法，呼吸筋トレーニングや早期離床を含む術後運動療法，術前栄養運動療法に関して臨床研究が行われている。システマティックレビューを行うにあたり，PubMed, Cochrane，そして医中誌より「食道癌」「周術期」「術前」「術後」「リハビリテーション」さらに「ERAS」「fast track surgery」も含めて検索したところ，411編の論文が抽出され，一次クリーニングで16編，二次スクリーニングでレビューが可能な11編に絞った。11編のうち7編は術前リハビリテーションで，うち5編がランダム化比較試験であった。術後リハビリテーションを対象としたものは3編で，ランダム化比較試験は1編，2編は観察研究であった。術後リハビリテーションについては，既に多くの施設で日常診療として，早期離床，早期退院，手術侵襲・長期臥床に伴う合併症の防止を目指して行われている。現状では術後リハビリテーションを行わないという選択肢は少なく，本ガイドラインで検討する意義は低いと考えられた。

　一方，術前リハビリテーションについては，飲酒，喫煙や加齢，栄養障害に伴うサルコペニアや術前化学療法などでADLが低下した食道癌患者において，侵襲の大きな食道切除術の前にリハビリテーションを導入する意義はあると思われるが，そのために治療開始の遅れや，術前入院期間の延長，あるいはリハビリテーションスタッフへの負担を含め，医療資源を投入する意義があるかどうかについては依然議論の余地はある。そこで本ガイドラインでは，周術期のうち，術前リハビリテーションに絞ってレビューを行った。

　術前リハビリテーションで抽出された7編のうち5編がランダム化比較試験であり，術前2週間以上の呼吸器トレーニングを行い，エンドポイントとしては術前の呼吸機能や運動機能の改善，呼吸器合併症をはじめとした術後合併症の減少，全生存期間の延長，在院期間の短縮，QOLの改善などが設定されていた。術前リハビリテーションにより術前呼吸機能の改善と術後合併症が軽減したという報告がある一方で，術後合併症に変化はみられないという報告があ

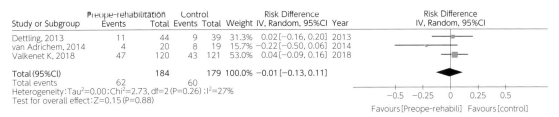

| Study or Subgroup | Preope-rehabilitation | | Control | | | Risk Difference | | | Risk Difference |
	Events	Total	Events	Total	Weight	IV, Random, 95%CI	Year		IV, Random, 95%CI
Dettling, 2013	11	44	9	39	31.3%	0.02 [−0.16, 0.20]	2013		
van Adrichem, 2014	4	20	8	19	15.7%	−0.22 [−0.50, 0.06]	2014		
Valkenet K, 2018	47	120	43	121	53.0%	0.04 [−0.09, 0.16]	2018		
Total (95%CI)		184		179	100.0%	−0.01 [−0.13, 0.11]			
Total events	62		60						

Heterogeneity: Tau^2=0.00; Chi^2=2.73, df=2 (P=0.26); I^2=27%
Test for overall effect: Z=0.15 (P=0.88)

−0.5　−0.25　0　0.25　0.5
Favours [Preope-rehabili]　Favours [control]

図1：食道癌術前リハビリテーションについて─術後呼吸器合併症をアウトカムとしたメタアナリシス─

る。食道癌術前リハビリテーションと術後呼吸器合併症についてランダム化比較試験3編[1-3]を用いてメタアナリシスを行ったところ，リスク差-0.01［95%CI：-0.13-0.11］，p値＝0.88で，有意水準に達しなかった（**図1**）。術前リハビリテーションは術前呼吸機能を改善するが，現時点では肺炎等の呼吸器合併症を減少させる効果については明らかでないと考えられた。

2021年末に発表された食道および胃切除術前後のリハビリテーションに関するシステマティックレビュー[4]では，ランダム化比較試験にコホート研究も加えた解析により，術前リハビリテーションが術後肺炎を含めた合併症を減少させると報告された。今後は術前リハビリテーションの対象患者や強度，手術侵襲と術後合併症の評価も含めた大規模な臨床研究が望まれる。周術期リハビリテーションがサルコペニアと癌の予後に与える影響や，ERAS/Fast track surgeryの一環としてチーム医療に果たす役割についても近い将来解明すべき課題である。

以上より，術前リハビリテーションは保険診療の範囲内で実施可能であり，益と害のバランス，エビデンスの強さ，患者の希望なども勘案して「食道癌術後合併症予防のために術前リハビリテーションを弱く推奨する」とした。

参考文献

1) Dettling DS, et al: Feasibility and effectiveness of pre-operative inspiratory muscle training in patients undergoing oesophagectomy: a pilot study. Physiother Res Int. 2013; 18(1): 16-26.
2) van Adrichem EJ, et al: Comparison of two preoperative inspiratory muscle training programs to prevent pulmonary complications in patients undergoing esophagectomy: a randomized controlled pilot study. Ann Surg Oncol. 2014; 21(7): 2353-60.
3) Valkenet K, et al: Multicentre randomized clinical trial of inspiratory muscle training versus usual care before surgery for oesophageal cancer. Br J Surg. 2018; 105(5): 502-11.
4) Tukanova KH, et al: Physiotherapy Regimens in Esophagectomy and Gastrectomy: a Systematic Review and Meta-Analysis. Ann Surg Oncol. 2022; 29(5): 3148-67.

V
外科治療

第Ⅵ章 化学療法・放射線療法

1 術前術後補助療法

要約　　進行食道癌は手術療法単独では制御しきれず，補助療法が以前より検討されてきた。JCOG9907試験の結果，術前シスプラチン＋5-FU療法が標準治療であったが，JCOG1109試験の結果，術前シスプラチン＋5-FU＋ドセタキセル療法が，それまでの標準治療である術前シスプラチン＋5-FU療法に対して有意に生存期間を延長し，新たな標準治療と考えられた。一方で，術前治療の毒性は増加するため，有害事象対策と患者選択が必要と考えられた。

　　また，術後ニボルマブの有用性を示したCheckMate 577試験の結果により，術後に病理学的完全奏効が得られなかった症例に対してニボルマブを1年間投与することで，無病生存期間が延長することが示された。この試験では，術前化学放射線療法を行った，腺癌および扁平上皮癌症例が登録されており，わが国で標準的に行われている術前化学療法後の症例についての有効性については不明であるため，益と害のバランスについて慎重に検討して投与すべきと考えられる。

総論

　　食道癌に対しては近年，化学療法，放射線療法，手術療法を組み合わせた集学的治療法が行われている。わが国では，JCOG9204試験（1992～1997年）において手術単独療法とシスプラチン＋5-FUによる術後化学療法群が比較された[1]。同試験では両群の全生存期間に有意差がなかったものの，無再発生存期間（DFS）は，手術単独群で5年DFS 45%に対して術後化学療法群で5年DFS 55%と有意に改善し，とくにこの予後改善効果は病理学的リンパ節転移陽性例において明らかであった。この結果，当時わが国では外科的切除後の病理診断によりリンパ節転移が認められた症例には術後化学療法を検討するという治療戦略が標準治療となった。引き続いて行われたJCOG9907試験（1999～2006年）ではシスプラチン＋5-FUによる補助化学療法の施行時期についての検討が行われ，術前化学療法群が術後化学療法群に比べて全生存期間（5年全生存割合55% vs. 43%）において有意に良好であることが示された[2]。この結果，切除可能なcStage Ⅱ，Ⅲ胸部食道癌に対しては，シスプラチン＋5-FUによる術前化学療法を行った後に根治手術を施行する治療が標準となった。

　　一方，欧米では術前に化学療法と放射線療法を併用した後に根治手術を行う，術前化学放射線療法が積極的に行われている。術前化学放射線療法は術前化学療法に比べて高い局所制御率（pCR率）が得られる一方で，周術期合併症や手術関連死亡率が増加すると考えられている。わが国では精度の高いリンパ節郭清術による局所制御を追求しており，術前の放射線療法が有害であっても必ずしも有益とはいえないという考え方であるが，欧米では手術療法による局所制御の限界という考え方から，術前化学放射線療法の有用性を検証したランダム化比較試験が数多く報告されている[3]。オランダで行われた大規模ランダム化比較試験であるCROSS trialでは，術前化学放射線療法＋手術群が手術単独群と比較し，有意に全生存期間を延長した（全生存期間中央値49.4カ月 vs. 24.0カ月）[4]。一方で術後合併症発生率は両群間で有意差はなかった。

　　近年，進行・再発食道癌に対しての有効性が報告されている免疫チェックポイント阻害剤が，

食道癌術後の補助療法として評価された。術前化学放射線療法後に R0 切除を行った症例で，病理学的完全奏効が得られなかった食道扁平上皮癌および腺癌を対象に，術後ニボルマブ 1 年投与群と，プラセボ投与群を比較したところ，主要評価項目である無病生存期間において，ニボルマブ群は，プラセボ群と比して HR：0.69［95%CI：0.56-0.86］，中央値は 23.0 カ月と 11.0 カ月と，有意に延長した。本試験は 70% が腺癌で，多くが海外からの症例であったが，扁平上皮癌のサブグループにおいても，有意差を認めている[5]。

　JCOG9907 試験のサブグループ解析では，cStage Ⅲにおける効果が乏しいことが指摘されており，より強力な治療法の開発が望まれた。シスプラチン＋5-FU（CF 療法）にドセタキセルを加えた DCF 療法や，海外で行われている術前化学放射線療法は，第Ⅱ相試験において，短期的な有効性が示され，長期有効性の検討が行われた。

　JCOG1109 試験は現行のシスプラチン＋5-FU 療法に対する DCF 療法および術前化学放射線療法（術前 CF＋41.5 Gy 照射）の優越性を検討するランダム化比較試験であり，2022 年 1 月に結果が報告された。それまでの標準治療であった術前 CF 療法に対し，術前 DCF 療法は，生存期間を延長（3 年全生存割合：術前 CF 療法 62.6%，DCF 療法 72.1%）（HR：0.68［95%CI：0.50-0.92］）した。術前化学放射線療法は，3 年全生存割合 68.3% であったが，CF 療法に比して有意に生存期間の延長を示すことはできなかった（HR：0.84［95%CI：0.63-1.12］）。また，周術期合併症は，Grade 2 以上の有害事象は術前 DCF 療法群で有意に低かった[6]。この結果により，局所進行切除可能食道扁平上皮癌に対して術前 DCF 療法を行うことが標準治療となった。

参考文献 ─────────────────────────────────

1）Ando N, et al: Surgery plus chemotherapy compared with surgery alone for localized squamous cell carcinoma of the thoracic esophagus: a Japan Clinical Oncology Group Study—JCOG9204. J Clin Oncol 2003; 21(24): 4592-6.

2）Ando N, et al: A randomized trial comparing postoperative adjuvant chemotherapy with cisplatin and 5-fluorouracil versus preoperative chemotherapy for localized advanced squamous cell carcinoma of the thoracic esophagus（JCOG9907）. Ann Surg Oncol. 2012; 19(1): 68-74.

3）Sjoquist KM, et al: Survival after neoadjuvant chemotherapy or chemoradiotherapy for resectable oesophageal carcinoma: an updated meta-analysis. Lancet Oncol. 2011; 12(7): 681-92.

4）van Hagen P, et al: Preoperative chemoradiotherapy for esophageal or junctional cancer. N Engl J Med. 2012; 366(22): 2074-84.

5）Kelly RJ, et al: Adjuvant Nivolumab in Resected Esophageal or Gastroesophageal Junction Cancer N Engl J Med. 2021; 384(13): 1191-203.

6）Kato K, et al: A randomized controlled phase Ⅲ trial comparing two chemotherapy regimen and chemoradiotherapy regimen as neoadjuvant treatment for locally advanced esophageal cancer, JCOG1109 NExT study. J Clin Oncol. 2022; 40(4_suppl): 238.

CQ30	術前術後化学療法施行中または終了後早期再発例（6カ月以内）に対して推奨される化学療法のレジメンは何か？
推奨文	術前術後化学療法施行中または終了後早期再発例（6カ月以内）に対する化学療法として，術前術後化学療法中に使用された薬剤と異なる治療レジメンを二次治療として行うことを弱く推奨する。（合意率：96.4％ [27/28]，エビデンスの強さ：D）

解説文

　本CQに対して文献検索を行った結果，PubMed：273編，Cochrane：85編，医中誌：83編が抽出された。一次スクリーニングで9編の論文が抽出され，二次スクリーニングにて，2編の後方視的観察研究の論文と2編のランダム化比較試験の論文を抽出した[1,2]。

　後方視的観察研究の論文の1編は，周術期化学療法および手術療法後に再発した症例に対する化学療法の有効性と，再発時期（6カ月以内 vs. 6カ月以上）の関連を検討したものである[1]。プラチナを含む化学療法を行った後に，6カ月以内に再発した症例に対して，8例にプラチナ併用療法，3例にドセタキセル療法が行われているが，CR/PR症例はなく，5例にSDを認めるのみであった。6カ月以上経過にて再発した症例に対しては，プラチナを含む化学療法の効果は，化学療法歴のない症例に対するものと同等であった。また，もう1編も周術期化学療法および手術療法後に再発した症例に対する化学療法の有効性と，再発時期（6カ月以内 vs. 6カ月以上）の関連を検討したものである[2]。術前にプラチナ併用療法が実施され，6カ月以内の早期再発症例に対してプラチナ併用療法を実施しても効果が乏しいという結果であった。

　一方，二次化学療法例を対象とした化学療法と抗PD-1抗体薬のランダム化比較試験が2編報告されている[3,4]。これらの試験は，周術期化学療法から6カ月以内の早期再発患者も対象となっているが，その割合や治療成績は明らかではない。食道切除術の既往のある患者はATTRACTION-3試験で約50％と報告されており，その何割かに周術期化学療法後の早期再発例が含まれると推測される。プラチナを含む周術期化学療法後6カ月以上経過後の再発症例では，プラチナを含む化学療法を行うことがコンセンサスである。よって，周術期化学療法から6カ月以内の早期再発例に対しては，二次化学療法として対応することが推奨されると考えられた。

　術前術後化学療法施行中または終了後早期再発例（6カ月以内）に対する化学療法として，どのようなレジメンを実施するかに対するエビデンスはなく，その意義は明確化されていない。

　現在の二次治療レジメンを確立した過去の大規模な臨床試験では，術前術後化学療法施行中または終了後6カ月以内に早期再発が生じた場合，術前術後化学療法を1つの治療ラインと取り扱っており，二次治療より開始することが国際標準と考えられている。

　以上より，推奨文は「術前術後化学療法施行中または終了後早期再発例（6カ月以内）に対する化学療法として，術前術後化学療法中に使用された薬剤と異なる治療レジメンを二次治療として行うことを弱く推奨する」とした。

参考文献

1) Takashima A, et al: Chemosensitivity of patients with recurrent esophageal cancer receiving perioperative chemotherapy. Dis Esophagus. 2008; 21(7): 607-11.
2) Okunaka M, et al: Significance of chemotherapy-free interval and tumor regression grade in patients with

VI
化学療法・放射線療法

recurrent esophageal squamous cell carcinoma receiving chemotherapy with fluorouracil and platinum after esophagectomy following preoperative chemotherapy. Esophagus. 2021; Online ahead of print.

3) Kato K, et al. Nivolumab versus chemotherapy in patients with advanced oesophageal squamous cell carcinoma refractory or intolerant to previous chemotherapy（ATTRACTION-3）: a multicentre, randomised, open-label, phase 3 trial. Lancet Oncol. 2019; 20(11): 1506-7.

4) Kojima T, et al: Randomized Phase Ⅲ KEYNOTE-181 Study of Pembrolizumab Versus Chemotherapy in Advanced Esophageal Cancer. J Clin Oncol. 2020; 38(35): 4138-48.

2 化学放射線療法

要約 　局所進行食道癌に対して化学放射線療法は，放射線療法単独よりも患者の生存期間を延ばすことが証明されている。非外科的治療を行う場合の標準的な治療として位置づけられており，根治を目指した化学放射線療法は，cStage 0〜ⅣA で適応となる。cStage Ⅰでは，比較試験（JCOG0502 試験）において手術療法に対して劣らない成績が示されている。cStage Ⅱ，Ⅲでは，直接比較した検討はなく，手術療法を初回治療として希望しない場合の治療選択肢の一つとして位置づけられている。化学放射線療法後の遺残再発症例に対する救済治療を含めた治療戦略も考慮し，適切な放射線量，照射範囲，化学療法を選択することが重要である。

■ 総論

1）cStage 0, Ⅰに対する化学放射線療法

　化学放射線療法の適応となるのは，内視鏡治療の適応が難しい 3/4 周以上の周在性のもの，粘膜下層以深への浸潤を認めるものである。JCOG0502 試験はランダム化比較試験ではないものの，完全奏効割合 87.3％，5 年全生存割合 85.5％と手術療法に劣らない良好な成績が示された[1]。治療後癌遺残症例は 20 例（12.7％），再発は 48 例（30.2％）に認められたが，多くは内視鏡治療や外科的切除にて根治可能病変であった。cStage Ⅰ症例では，完全奏効後も食道に再発あるいは異時性多発病変を認めることが知られており[2]，2 年目までは 3〜4 カ月毎，3 年目以降は 6 カ月毎に CT および内視鏡検査を行い，内視鏡治療可能な段階で再発あるいは異時性多発病変を発見することが重要である。

　また，内視鏡治療後に明らかな粘膜下浸潤や，粘膜内病変であっても脈管侵襲を認めるものについては，潜在的なリンパ節転移を 10〜50％程度認めることが報告されており，非治癒切除と考えられる[3]。こうした症例に対する追加治療は，現時点ではリンパ節郭清を伴う根治手術が標準であるが，シスプラチン＋5-FU を併用した，領域リンパ節に対する予防的化学放射線療法の有用性を示唆する報告もある[4]。JCOG 0508 試験では，内視鏡治療が可能と予測される限定的な（SM2 まで）cT1bN0 食道癌に対して内視鏡治療を施行し，病理学的に完全切除が確認され，pT1a で脈管侵襲陽性もしくは pT1b であった症例に対し予防的化学放射線療法を施行した場合の 3 年全生存割合は 90.7％［90％CI：84.0-94.7］であった[5]。一方，内視鏡治療で断端陽性となり，根治的化学放射線療法を施行した 15 例中 3 例（20％）に原病死を認めた。cT1bN0 のうちどのような症例がこの治療法の適応となるかについては慎重な検証が必要である。

2）cStage Ⅱ，Ⅲに対する化学放射線療法

米国 RTOG によって行われた，RTOG94-05/INT0123 試験においては，シスプラチン（75 mg/m², 1，29 日目），5-FU（1,000 mg/m²，1〜4，29〜32 日目）の化学療法に，放射線照射量 50.4 Gy を併用する群と，64.8 Gy を併用する群が比較されたが，64.8 Gy 群では，毒性が強い反面生存期間の延長効果が示されなかった[6]。このことから，シスプラチン（75 mg/m²，1，29 日目），5-FU（1,000 mg/m²，1〜4，29〜32 日目）の化学療法に，放射線照射量 50.4 Gy を併用する治療法（RTOG レジメン）は化学放射線療法の標準治療の一つと考えられている。

cStage Ⅱ，Ⅲ食道癌を対象として根治的化学放射線療法を先行し救済治療として手術介入を積極的に行うことの有用性を検討することを目的とした JCOG0909 試験では，完全奏効割合 59%，3 年全生存割合 74.2%［90%CI：65.9-80.8］，5 年全生存割合 64.5%［95%CI：53.9-73.3］，5 年無再発生存割合 48.3%［95%CI：37.9-58.0］，5 年食道温存生存割合 54.9%［95%CI：44.3-64.4］と良好な成績が示された[7]。同じ対象に対する術前化学療法＋手術療法（JCOG1109 試験）における DCF 療法＋手術療法の治療成績は，3 年生存割合 72.1% であった[8]。JCOG0909 試験と JCOG1109 試験における登録例の臨床病期はそれぞれ ⅡA／ⅡB／Ⅲ（UICC 第 6 版）=22/38/34，ⅠB／Ⅱ／Ⅲ（UICC 第 7 版）=51/174/376 と，患者背景が異なるため，直接比較は困難である。

根治的化学放射線療法は手術療法を初回治療として希望しない cStageⅡ，Ⅲ食道癌に対する治療選択肢の一つとして，また耐術能に問題のある症例などに対する，根治が期待できる治療として推奨されるが，適切なフォローアップおよび，後述する救済治療を積極的に行うことが重要であり，化学放射線療法後の救済治療を含めて治療戦略を考える必要性がある。

3）cStage ⅣA に対する化学放射線療法

手術療法による切除は不能であるが，放射線の照射範囲内に病変が限局する場合には，化学放射線療法が標準治療となる。単施設のシスプラチン＋5-FU に放射線 60 Gy を併用した第Ⅱ相試験では，完全奏効割合 33%，3 年全生存割合 23%，多施設共同試験である JCOG9516 試験では完全奏効割合 15%，2 年全生存割合 31.5% と報告されており[9,10]，シスプラチン＋5-FU を併用した化学放射線療法が標準治療となっている。5-FU（700 mg/m²，1〜4，29〜32 日目），シスプラチン（70 mg/m²，1，29 日目）の標準化学療法と，5-FU（200 mg/m²），シスプラチン（4 mg/m²）を 1〜5，8〜12，15〜19，22〜26，29〜33，36〜40 日目に行う低用量化学療法に，放射線照射量 60 Gy をそれぞれ併用する治療法の比較では，2 つのランダム化比較試験において，低用量化学療法に明らかなメリットを見いだせなかった[11,12]。

シスプラチン＋5-FU にさらにドセタキセルを併用した，DCF＋放射線療法の臨床試験の結果，完全奏効割合 42.1% と良好な結果が報告されているが，30% 以上の Grade 3/4 食道炎，発熱性好中球減少症が認められているため，適応については慎重な検討が必要である[13]。強力な導入化学療法後に手術療法あるいは化学放射線療法を行う集学的治療法が検討され，3 年全生存割合 46.6% と良好な治療成績を示しており[14]，化学放射線療法と導入 DCF 療法後の conversion surgery を比較する比較試験（JCOG1510 試験）が進行中である[15]。

4）化学放射線療法に用いられる放射線量と化学療法

RTOG85-01 では，食道癌に対する放射線単独療法（64 Gy）と同時併用化学放射線療法（シスプラチン＋5-FU＋50 Gy）を比較し，化学放射線療法により有意差をもって治療成績が向上

表1：化学放射線療法前向き臨床試験のまとめ

試験名	対象 組織型	レジメン	放射線 線量（Gy）	完全奏効 割合（%）	生存期間 （%）	Ref.
JCOG0502	cStage I B	5-FU 700 mg/m² day 1-4, 29-32	60	87.3	5年生存	[1]
	SCC	cisplatin 70 mg/m² day 1, 29			85.5%	
RTOG85-01	cStage I / II / III	放射線単独	64	NA	5年生存 0%	[16]
	SCC, AC	5-FU 1,000 mg/m² day 1-4, 29-32	50.4	NA	5年生存	
		cisplatin 75 mg/m² day 1, 29			26%	
RTOG94-05	cStage I / II / III	5-FU 1,000 mg/m² day 1-4, 29-32	50.4	NA	2年生存	[6]
		cisplatin 75 mg/m² day 1, 29			31%	
	SCC, AC	5-FU 1,000 mg/m² day 1-4, 29-32	64.8	NA	2年生存	
		cisplatin 75 mg/m² day 1, 29			40%	
JCOG0909	cStage II / III	5-FU 1,000 mg/m² day 1-4, 29-32	50.4	59	3年生存	[7]
	SCC	cisplatin 75 mg/m² day 1, 29			74.2%	
JCOG9516	切除不能局所	5-FU 700 mg/m² day 1-4, 29-32	60	15	2年生存	[10]
	SCC	cisplatin 70 mg/m² day 1, 29			31.5%	
JCOG0303	切除不能局所	5-FU 700 mg/m² day 1-4, 29-32	60	0	1年生存	[12]
		cisplatin 70 mg/m² day 1, 29			55.9%	
	SCC	5-FU 200 mg/m²/週5日×6週間	60	1.4	1年生存	
		cisplatin 4 mg/m²/週5日×6週間			56.3%	
KROSG0101/ JROSG021	cStage II-IVA	5-FU 700 mg/m² day 1-14, 29-42	60	NA	2年生存	[11]
		cisplatin 70 mg/m² day 1-5, 8-12, 29-33, 36-40			46%	
	local SCC	5-FU 250 mg/m² first 5 days of each week	60	NA	2年生存	
		cisplatin 4 mg/m² before irradiation			44%	
KDOG0501	切除不能局所 SCC	5-FU 400 mg/m² day 1-5, 15-19, 29-33	61.2	42.1	1年生存	[13]
		cisplatin 40 mg/m² day 1, 15, 29			63.2%	
		docetaxel 20-40 mg/m² day 1, 15, 29				

SCC：squamous cell carcinoma, AC：adenocarcinoma, 5-FU：5-fluorouracil, NA：Not Available

したため，化学放射線療法が標準治療として推奨されている[16]。

また，化学療法と放射線療法のメタアナリシスより，化学療法と放射線療法のタイミングは，順次併用に比して同時併用が有意に生存期間を延長することが報告されている[17]。前述のRTOG94-05/INT0123試験においては，生存期間，局所制御割合いずれにおいても，高線量群の優越性は認められず，シスプラチン（75 mg/m^2，1，29日目），5-FU（1,000 mg/m^2，1〜4，29〜32日目）の化学療法に，併用する放射線照射量は50.4 Gyと結論づけられている。放射線照射量に関して，ARTDECO試験においてもRTOG94-05/INT0123試験同様，高線量群の優越性は認められず放射線照射量は50.4 Gyと結論づけられている[18]。

わが国では，cStage I，ⅣAにおいては，JCOG0502試験，JCOG0303試験で採用されたシスプラチン（70 mg/m^2，1，29日目），5-FU（700 mg/m^2，1〜4，29〜32日目）の化学療法に，併用する放射線照射量は60 Gyのレジメンが，cStageⅡ，Ⅲにおいては，JCOG0909試験で採用されたシスプラチン（75 mg/m^2，1，29日目），5-FU（1,000 mg/m^2，1〜4，29〜32日目）の化学療法に，併用する放射線照射量は50.4 Gyのレジメンが汎用されている。

5）根治的化学放射線療法による有害事象

化学放射線療法の有害事象は，主に急性期毒性と晩期毒性に分類される。急性期毒性は主に化学療法と放射線療法の併用期に認められ，治療開始から，1カ月から2カ月にわたり起こるものである。晩期毒性は放射線に伴うものが多く，治療終了後数カ月から数年の経過で認められる。急性期毒性は，消化器毒性，嘔気，嘔吐，腎機能障害，白血球減少，食道炎，嚥下困難などがあり，「制吐薬適正使用ガイドライン」[19]や，「発熱性好中球減少症（FN）診療ガイドライン」[20]などに準拠した治療を行う。晩期毒性には，放射線性肺臓炎や，胸水，心嚢水の貯留，収縮性心膜炎，甲状腺機能低下症，胸椎椎体骨折などがあり，10%程度の患者で日常生活に支障を来す[21-23]。致死的な場合もあるため，定期的なフォローアップ，呼吸困難など自覚症状の問診と，早期の対応が重要である。最近では，X線による強度変調放射線治療，陽子線，重粒子線を用いた粒子線治療等の高精度放射線治療によってこれらの有害事象が軽減できることも報告されている[24-26]。

6）根治的化学放射線療法後の局所遺残，再発例に対する救済治療

食道癌に対する化学放射線療法後に，局所に病変が遺残や再発した場合には，手術療法，内視鏡治療により長期生存が得られる場合がある。救済手術では，R0切除が得られた場合に長期生存することが報告されているが，同時に術後合併症発生頻度，在院死亡割合が高くなることが指摘されている[27-31]。先述のJCOG0909試験においては救済治療として，内視鏡治療は5%（5/94），救済食道切除術は29%（27/94）に施行された。救済食道切除術を施行した27例のうち5症例（19%）でGrade 3/4の手術関連合併症を認め，手術関連死亡が1例であったが，23例（85%）でR0手術が可能であった。病変が粘膜内にとどまる場合には，救済内視鏡治療が安全に施行可能である[32,33]。粘膜下層，固有筋層までの浸潤が疑われた場合でも光線力学的療法（PDT）にて良好な効果が得られたとの報告もあり，選択肢の一つとして考えられる[34]。

参考文献 ───

1）Kato K, et al: Parallel-group controlled trial of esophagectomy versus chemoradiotherapy in patients with clinical stage I esophageal carcinoma（JCOG0502）. Gastroenterology. 2021; 161（6）: 1878-86.

2) Motoori M, et al: Comparison between radical esophagectomy and definitive chemoradiotherapy in patients with clinical T1bN0M0 esophageal cancer. Ann Surg Oncol. 2012; 19(7): 2135-41.

3) Igaki H, et al: Clinicopathologic characteristics and survival of patients with clinical Stage I squamous cell carcinomas of the thoracic esophagus treated with three-field lymph node dissection. Eur J Cardiothorac Surg. 2001; 20(6): 1089-94.

4) Kawaguchi G, et al: The effectiveness of endoscopic submucosal dissection followed by chemoradiotherapy for superficialesophageal cancer. Radiat Oncol. 2015; 10: 31.

5) Minashi K, et al: Efficacy of Endoscopic Resection and Selective Chemoradiotherapy for Stage I Esophageal Squamous Cell Carcinoma. Gastroenterology. 2019; 157(2): 382-90. e3.

6) Minsky BD, et al: INT 0123(Radiation Therapy Oncology Group 94-05)phase Ⅲ trial of combined-modality therapy for esophageal cancer: high-dose versus standard-dose radiation therapy. J Clin Oncol. 2002; 20(5): 1167-74.

7) Ito Y, et al: Final analysis of single-arm confirmatory study of definitive chemoradiotherapy including salvage treatment in patients with clinical stage Ⅱ/Ⅲ esophageal carcinoma: JCOG0909. J Clin Oncol. 2020; 38(15_suppl): 4545.

8) Kato K, et al: A randomized controlled phase Ⅲ trial comparing two chemotherapy regimen and chemoradiotherapy regimen as neoadjuvant treatment for locally advanced esophageal cancer, JCOG1109 NExT study. J Clin Oncol. 2022; 40(4_suppl): 238.

9) Ohtsu A, et al: Definitive chemoradiotherapy for T4 and/or M1 lymph node squamous cell carcinoma of the esophagus. J Clin Oncol. 1999; 17(9): 2915-21.

10) Ishida K, et al: Phase Ⅱ study of cisplatin and 5-fluorouracil with concurrent radiotherapy in advanced squamous cell carcinoma of the esophagus: a Japan Esophageal Oncology Group (JEOG)/Japan Clinical Oncology Group Trial (JCOG9516). Jpn J Clin Oncol. 2004; 34(10): 615-9.

11) Nishimura Y, et al: Long-term follow-up of a randomized Phase Ⅱ study of cisplatin/5-FU concurrentchemoradiotherapy for esophageal cancer (KROSG0101/JROSG021). Jpn J Clin Oncol. 2012; 42(9): 807-12.

12) Shinoda M, et al: Randomized study of low-dose versus standard-dose chemoradiotherapy for unresectable esophageal squamous cell carcinoma (JCOG0303). Cancer Sci. 2015; 106(4): 407-12.

13) Higuchi K, et al: A phase I trial of definitive chemoradiotherapy with docetaxel, cisplatin, and 5-fluorouracil (DCF-R) for advanced esophageal carcinoma: Kitasato digestive disease & oncology group trial (KDOG 0501). Radiother Oncol. 2008; 87(3): 398-404.

14) Yokota T, et al: A 3-Year Overall Survival Update From a Phase 2 Study of Chemoselection With DCF and Subsequent Conversion Surgery for Locally Advanced Unresectable Esophageal Cancer. Ann Surg Oncol. 2020; 27(2): 460-7.

15) Terada M, et al: Phase Ⅲ study of tri-modality combination therapy with induction docetaxel plus cisplatin and 5-fluorouracil versus definitive chemoradiotherapy for locally advanced unresectable squamous-cell carcinoma of the thoracic esophagus (JCOG1510: TRIANgLE). Jpn J Clin Oncol. 2019; 49(11): 1055-60.

16) Cooper JS, et al. Chemoradiotherapy of locally advanced esophageal cancer: long-term follow-up of a prospective randomized trial (RTOG 85-01). Radiation Therapy Oncology Group. JAMA. 1999; 281(17): 1623-7.

17) Wong RK, et al: Combined modality radiotherapy and chemotherapy in nonsurgical management of localized carcinoma of the esophagus: a practice guideline. Int J Radiat Oncol Biol Phys. 2003; 55(4): 930-42.

18) Hulshof MCCM, et al: Randomized Study on Dose Escalation in Definitive Chemoradiation for Patients With Locally Advanced Esophageal Cancer (ARTDECO Study). J Clin Oncol. 2021; 39(25): 2816-24.

19) 日本癌治療学会編: 制吐薬適正使用ガイドライン 2015 年 10 月第 2 版．金原出版，東京．2015.

20) 日本臨床腫瘍学会編: 発熱性好中球減少（FN）診療ガイドライン（改訂第 2 版）2017 年 10 月．南江堂，東京．2017.

21) Ishikura S, et al. Long-term toxicity after definitive chemoradiotherapy for squamous cell carcinoma of the thoracic esophagus. J Clin Oncol. 2003; 21(14): 2697-702.

22) Wang X, et al: Incidence and Onset of Severe Cardiac Events After Radiotherapy for Esophageal Cancer.

J Thoracic Oncol. 2020; 15(10): 1682-90.

23) Asakura H et al: Analysis of dose-volume histogram parameters for radiation pneumonitis after definitive concurrent chemoradiotherapy for esophageal cancer. Radiother Oncol. 2010; 95(2): 240-4.

24) Xu D, et al: Comparison of IMRT versus 3D-CRT in the treatment of esophagus cancer: A systematic review and meta-analysis. Medicine (Baltimore). 2017; 96(31): e7685.

25) Lin SH, et al: Randomized Phase IIB Trial of Proton Beam Therapy Versus Intensity-Modulated Radiation Therapy for Locally Advanced Esophageal Cancer. J Clin Oncol. 2020; 38(14): 1569-79.

26) Akutsu Y, et al: A phase I/II clinical trial of preoperative short-course carbon-ion radiotherapy for patients with squamous cell carcinoma of the esophagus. J Surg Oncol. 2012; 105(8): 750-5.

27) Tachimori Y, et al: Salvage esophagectomy after high-dose chemoradiotherapy for esophageal squamous cell carcinoma. J Thorac Cardiovasc Surg 2009; 137(1): 49-54.

28) Swisher SG, et al: Salvage esophagectomy for recurrent tumors after definitive chemotherapy and radiotherapy. J Thorac Cardiovasc Surg. 2002; 123(1): 175-83.

29) Meunier B, et al: Salvage esophagectomy after unsuccessful curative chemoradiotherapy for squamous cell cancer of the esophagus. Dig Surg. 1998; 15(3): 224-6.

30) Nakamura T, et al: Salvage esophagectomy after definitive chemotherapy and radiotherapy for advanced esophageal cancer. Am J Surg. 2004; 188(3): 261-6.

31) Takeuchi H, et al: Factors influencing the long-term survival in patients with esophageal cancer who underwentesophagectomy after chemoradiotherapy. World J Surg. 2010; 34(2): 277-84.

32) Yano T, et al: Long-term results of salvage endoscopic mucosal resection in patients with local failure after definitive chemoradiotherapy for esophageal squamous cell carcinoma. Endoscopy. 2008; 40(9): 717-21.

33) Makazu M, et al: Feasibility of endoscopic mucosal resection as salvage treatment for patients with local failure after definitive chemoradiotherapy for stage IB, II, and III esophageal squamous cell cancer. Dis Esophagus. 2014; 27(1): 42-9.

34) Hatogai K, et al: Local efficacy and survival outcome of salvage endoscopic therapy for local recurrent lesions after definitive chemoradiotherapy for esophageal cancer. Radiat Oncol. 2016; 11(1): 31.

3 放射線単独療法

要約　根治的放射線療法では化学療法の同時併用が推奨されているが合併症や高齢，全身状態不良などの理由で化学療法の実施が困難な場合には，放射線単独療法が行われる場合が多い。また，照射期間の不要な遷延は避けるべきであるとされている。

総論

　ランダム化比較試験とそのメタアナリシスにより，根治的治療では放射線単独療法よりも同時化学放射線療法が有効であることが実証されている[1,2]。したがって，根治的放射線単独療法の適応となるのは，本来は化学放射線療法の対象であるが，合併症，高齢，全身状態不良，患者拒否などの理由で，化学療法の実施が困難な場合となる。

　放射線単独療法の治療成績は，日本食道学会の登録症例の分析では，5年全生存割合はcStage 0-I，II，III，IV においてそれぞれ 41.8%，18.5%，9.3%，13.9% と報告されている[3]。臨床試験の成績としては，二次元治療計画時代に80歳以上の高齢者を対象としたランダム化比較第II相試験で 66 Gy/33 分割を用いた場合の治療成績では，生存期間中央値 30 カ月，3 年全生存割合 39% であった[4]。化学療法の実施が困難な症例が大半を占めていると思われるが，放射線単独療法でも一定の割合で長期生存，治癒が得られている。

放射線単独療法の場合には，照射期間中に生じる腫瘍細胞の加速再増殖により局所制御率が低下する可能性があるため，総治療期間の不要な遷延は避けるべきであるとされている[5]。照射線量は根治的化学放射線療法よりやや多い，60～70 Gy が処方される場合が多い。

参考文献

1) Herskovic A, et al: Combined chemotherapy and radiotherapy compared with radiotherapy alone in patients with cancer of the esophagus. N Engl J Med. 1992; 326(24): 1593-8.
2) Wong R, et al: Combined chemotherapy and radiotherapy (without surgery) compared with radiotherapy alone in localized carcinoma of the esophagus. Cochrane Database Syst Rev. 2006; 25(1): CD002092.
3) Toh Y, et al: Current status of radiotherapy for patients with thoracic esophageal cancer in Japan, based on the Comprehensive Registry of Esophageal Cancer in Japan from 2009 to 2011 by the Japan Esophageal Society. Esophagus. 2020; 17(1): 25-32.
4) Kawashima M, et al: Prospective trial of radiotherapy for patients 80 years of age or older with squamous cell carcinoma of the thoracic esophagus. Int J Radiat Oncol Biol Phys. 2006; 64(4): 1112-21.
5) Nishimura Y, et al: Esophageal cancer treated with radiotherapy: impact of total treatment time and fractionation. Int J Radiat Oncol Biol Phys. 1994; 30(5): 1099-105.

■ Clinical Question

CQ31	全身状態不良や臓器機能が低下した，手術困難な局所食道癌患者に対して，化学放射線療法を行うことを推奨するか？
推奨文	全身状態不良や臓器機能が低下した，手術困難な局所食道癌患者に対して，化学放射線療法を検討する場合には，患者の状況に応じて，他の薬剤との併用や，放射線療法単独療法を行うことを弱く推奨する。(合意率：92.9% [26/28]，エビデンスの強さ：C)

解説文

本CQ に関する文献検索を行った結果，PubMed：362 編，Cochrane：46 編，医中誌：74 編の文献が抽出された。一次スクリーニングでは52 編の文献が抽出され，これらに対して二次スクリーニングを行った結果，7 編の文献が抽出された。そのうち本CQ の主旨に合致する論文は5 編であり，これらに対して定性的システマティックレビューを行った。

本CQ の対象は，臓器機能や全身状態が不良である患者である。このような患者集団を対象とした介入試験の実施は非常に困難であり，標準治療とのランダム化比較も困難であることから，レベルの高いエビデンスの構築は非常に難しい。

全身状態不良や臓器機能が低下している場合は，化学療法自体が困難なことも少なくなく，放射線単独療法が考慮される[1]。一方，化学療法は実施可能であるが，標準的なシスプラチンを併用した化学放射線療法が困難な場合は，高齢者などを対象とした5 編の文献においても，タキサン系薬剤[2]や，S-1[3,4]など，シスプラチン以外の薬剤を用いた化学放射線療法にて，有効性と安全性が報告されている。また，必ずしも高齢者や臓器機能不良者を対象とした試験ではないが，ネダプラチン[5]や，オキサリプラチン[6]などの，シスプラチン以外の薬剤を5-FU と併用した化学放射線療法も，標準治療であるシスプラチン＋5-FU を併用した化学放射線療法と同等の有効性を示すと考えられており，腎機能や心機能障害がありシスプラチンの投与が不適と思われる例や，PS 低下例に対する選択肢の一つと考えられる。

一方，ここに示した各試験は，その結果が日常診療に必ずしもそのままあてはまるものではないことに留意すべきである。各薬剤の有害事象と，臓器機能低下に伴い増強する有害事象を

理解して使用する必要がある。具体的には，腎毒性が比較的少ないとされるオキサリプラチンや，ネダプラチンも，腎機能低下症例に対しては，減量を考慮すべきである。経口剤である S-1 についても腎機能低下に伴い血中濃度の上昇と，消化器毒性や血液毒性の増加が認められるため，減量を考慮し，状況によっては放射線単独療法も考慮すべきである。また治療途中の患者の状態により，益と害のバランスは変化するため，その時々の状況判断が求められる。自身で症状を訴えられない場合も多いため，家族とのコミュニケーションや，在宅医，訪問看護師などの介入も検討すべきである。

　上記を加味し，「全身状態不良や臓器機能が低下した，手術困難な局所食道癌患者に対して，化学放射線療法を検討する場合には，患者の状況に応じて，他の薬剤との併用や，放射線単独療法を行うことを弱く推奨する」とした。

参考文献

1) Kawashima M, et al: Prospective trial of radiotherapy for patients 80 years of age or older with squamous cell carcinoma of the thoracic esophagus Int J Radiat Oncol Biol Phys. 2006; 64(4): 1112-21.
2) Ohba A, et al: Chemoradiotherapy with docetaxel in elderly patients with stage Ⅱ/Ⅲ esophageal cancer: a phase 2 trial. Adv Radiat Oncol. 2016; 1(4): 230-6.
3) Ji Y, et al: Efficacy of Concurrent Chemoradiotherapy With S-1 vs Radiotherapy Alone for Older Patients With Esophageal Cancer: A Multicenter Randomized Phase 3 Clinical Trial. JAMA Oncol. 2021; 7(10): 1459-66.
4) Wang X, et al: S-1-Based Chemoradiotherapy Followed by Consolidation Chemotherapy With S-1 in Elderly Patients With Esophageal Squamous Cell Carcinoma: A Multicenter Phase Ⅱ Trial Front Oncol. 2020; 10: 1499.
5) Ishikura S, et al: A phase Ⅰ/Ⅱ study of nedaplatin and 5-fluorouracil with concurrent radiotherapy in patients with T4 esophageal cancer: Japan Clinical Oncology Group trial（JCOG 9908）Esophagus. 2005; 2(3): 133-7.
6) Conroy T, et al: Definitive chemoradiotherapy with FOLFOX versus fluorouracil and cisplatin in patients with oesophageal cancer（PRODIGE5/ACCORD17）: final results of a randomised, phase 2/3 trial. Lancet Oncol. 2014; 15(3): 305-14.

■ Clinical Question

CQ32 心肺機能が不良な患者に対して陽子線による化学放射線療法を考慮すべきか？

推奨文 心肺機能が不良な胸腹部食道癌患者に対して陽子線による化学放射線療法を考慮することを弱く推奨する。（**合意率：78.6%［22/28］，エビデンスの強さ：C**）

（解説文）

　本 CQ に対して文献検索を行った結果，PubMed：109 編，Cochrane：114 編，医中誌：62 編が抽出され，それ以外に 1 編の論文を追加した。一次スクリーニングで 30 編の論文が抽出され，二次スクリーニングで抽出された，1 編のランダム化比較試験，1 編のプロペンシティスコアマッチング法を含む 24 編の論文に対して定性的システマティックレビューを行った。

　食道癌の放射線治療後に生じる心臓や肺の晩期障害は，これらの臓器に照射された体積と線量に依存するが，放射線治療計画で得られた線量体積ヒストグラムを用いて，陽子線治療と現行の X 線治療で最も良好な線量分布を形成できる intensity-modulated radiation therapy（IMRT）とを比較した研究では，全ての研究で陽子線治療が IMRT よりも良好であった[1-12]。また，心臓，肺の Grade 3 の晩期障害を比較した研究では，IMRT よりも陽子線治療でその発

生が少ない報告が多かった[1,4,12-14]。治療前から心疾患を有する患者を検討した報告では[1]，Grade 3 の心機能障害の 5 年累積発生率は IMRT 群，陽子線治療群で，それぞれ 32%，14% であった（p 値＝0.018）。陽子線治療，IMRT を比較したランダム化比較試験でも，陽子線治療は IMRT よりも有害事象が少なく，67% 中間解析時点で症例登録が中止された[3]。一方，この試験のもう一つの主要評価項目である無増悪生存については，両群とも 3 年で 44.5% であった（p 値＝0.70）。

　今回のシステマティックレビューで最も重要なアウトカムとして設定した全生存期間についても，上述の比較試験では差がなかったが（3 年全生存割合；陽子線治療：51.2% vs. IMRT：50.8%，p 値＝0.60），cStage Ⅲ〜ⅣA の症例で陽子線治療群が IMRT 群よりも良好な傾向であった（3 年全生存割合：47% vs. 37%，p 値＝0.07）[15]。一方，陽子線治療と IMRT の成績を比較した遡及的研究について 3 編の報告がある[13,14,16]。このうち，1 編の報告では[14]，陽子線治療群の 5 年全生存割合が IMRT と比べて有意に良好であった（41.6% vs. 31.6%，p 値＝0.01）とする報告があるが，他の 2 つの研究では差は明らかではなかった[13,16]。

　以上から，生存への寄与については一定の結果ではないものの，食道癌に対する化学放射線療法における心臓と肺の晩期障害は陽子線治療で軽減できる可能性がある。とくに，照射範囲に心臓が含まれる胸腹部食道癌で心肺機能が不良な患者では，陽子線治療による化学放射線療法が安全である可能性が高いと判断した。ただし，陽子線治療は 2021 年時点で保険診療ではなく先進医療として実施されていること，本 CQ に合致する比較試験がないことから陽子線治療で得られる益の程度については不明である。以上，益と害のバランス，エビデンスの強さ，患者の希望などを勘案し，「心肺機能が不良な胸腹部食道癌患者に対して陽子線による化学放射線療法を考慮することを弱く推奨する」とした。なお，同じ荷電粒子である重粒子線も線量分布は優れており，心肺機能障害が低いことが報告されている[17]。

参考文献

1）Wang X, et al: Incidence and Onset of Severe Cardiac Events After Radiotherapy for Esophageal Cancer. J Thorac Oncol. 2020; 15(10): 1682-90.

2）Celik E, et al: Volumetric modulated arc therapy versus intensity-modulated proton therapy in neoadjuvant irradiation of locally advanced oesophageal cancer. Radiat Oncol. 2020; 15(1): 120.

3）Lin SH, et al: Randomized Phase IIB Trial of Proton Beam Therapy Versus Intensity-Modulated Radiation Therapy for Locally Advanced Esophageal Cancer. J Clin Oncol. 2020; 38(14): 1569-79.

4）Liu C, et al: Dosimetric comparison of distal esophageal carcinoma plans for patients treated with small-spot intensity-modulated proton versus volumetric-modulated arc therapies. J Appl Clin Med Phys. 2019; 20(7): 15-27.

5）Hirano Y, et al: Dosimetric comparison between proton beam therapy and photon radiation therapy for locally advanced esophageal squamous cell carcinoma. Radiat Oncol. 2018; 13(1): 23.

6）Shiraishi Y, et al: Dosimetric comparison to the heart and cardiac substructure in a large cohort of esophageal cancer patients treated with proton beam therapy or Intensity-modulated radiation therapy. Radiother Oncol. 2017; 125(1): 48-54.

7）Lin SH, et al: Multi-institutional analysis of radiation modality use and postoperative outcomes of neoadjuvant chemoradiation for esophageal cancer. Radiother Oncol. 2017; 123(3): 376-81.

8）Makishima H, et al: Comparison of adverse effects of proton and X-ray chemoradiotherapy for esophageal cancer using an adaptive dose-volume histogram analysis. J Radiat Res. 2015; 56(3): 568-76.

9）Warren S, et al: Potential of Proton Therapy to Reduce Acute Hematologic Toxicity in Concurrent Chemoradiation Therapy for Esophageal Cancer. Int J Radiat Oncol Biol Phys. 2017; 99(3): 729-37.

10）Welsh J, et al: Intensity-modulated proton therapy further reduces normal tissue exposure during definitive therapy for locally advanced distal esophageal tumors: a dosimetric study. Int J Radiat Oncol Biol Phys. 2011; 81(5): 1336-42.

11) Zhang X, et al: Four-dimensional computed tomography-based treatment planning for intensity-modulated radiation therapy and proton therapy for distal esophageal cancer. Int J Radiat Oncol Biol Phys. 2008; 72(1): 278-87.

12) Wang J, et al: Predictors of postoperative complications after trimodality therapy for esophageal cancer. Int J Radiat Oncol Biol Phys. 2013; 86(5): 885-91.

13) DeCesaris CM, et al: Pathologic complete response (pCR) rates and outcomes after neoadjuvant chemoradiotherapy with proton or photon radiation for adenocarcinomas of the esophagus and gastroesophageal junction. J Gastrointest Oncol. 2020; 11(4): 663-73.

14) Xi M, et al: Comparative Outcomes After Definitive Chemoradiotherapy Using Proton Beam Therapy Versus Intensity Modulated Radiation Therapy for Esophageal Cancer: A Retrospective, Single-Institutional Analysis. Int J Radiat Oncol Biol Phys. 2017; 99(3): 667-76.

15) Fang P, et al: Lymphocyte-Sparing Effect of Proton Therapy in Patients with Esophageal Cancer Treated with Definitive Chemoradiation. Int J Part Ther. 2018; 4(3): 23-32.

16) Davuluri R, et al: Lymphocyte Nadir and Esophageal Cancer Survival Outcomes After Chemoradiation Therapy. Int J Radiat Oncol Biol Phys. 2017; 99(1): 128-35.

17) Akutsu Y, et al: A phase I/II clinical trial of preoperative short-course carbon-ion radiotherapy for patients with squamous cell carcinoma of the esophagus. J Surg Oncol. 2012; 105(8): 750-5.

食道癌根治切除後のフォローアップ/再発に対する治療

要約　食道癌根治切除後のフォローアップの目的は，（1）再発の早期発見・早期治療，（2）治療後の短期から中長期に及ぶ全身管理・QOL の評価と改善，さらに（3）多発癌・重複癌の早期発見・早期治療である。しかしその方法について，生存割合や QOL の向上，逆に検査に係るコストや有害事象という観点から，高いレベルのエビデンスが示された報告はない。またわが国においては，根治切除後の中長期にわたって QOL を評価している施設は極めて少ない。異時性の食道内多発癌や他臓器重複癌の発生に留意することも重要である。コンセンサスに基づいたフォローアップ法を構築し，その有効性を検証する必要がある。

食道癌根治切除後の再発例の生存割合は不良である。再発形式（リンパ節・局所，遠隔臓器，胸腹膜，混合再発）によって，さらに手術操作の範囲内か外かによって，また再発時の全身状態によって治療法が異なる。再発の病巣数や範囲によっては早期発見・早期治療による長期生存例も多く報告されているが，再発食道癌に対する根治を求めた外科的治療や（化学）放射線療法の有効性について高いレベルのエビデンスは少ないのが現状である。再発巣の増悪抑制あるいは QOL 改善を目的とした治療が行われることも多いが，Best Supportive Care（BSC）との有効性を比較した研究も少ない。

■ 総論

1）根治切除後のフォローアップ

多くの報告では，食道癌根治切除後の再発は 約 40～60% 前後に認められ[1-5]，再発例のうち約 80～90% は術後 2 年以内の早期に認められる[2,3,6]が，それ以後の再発もあり注意を要する。しかしながら，実際の食道癌根治切除後のフォローアップ法は施設毎に決められているのが現状[7,8]で，定期的フォローアップの有用性や有効な方法を明らかにした報告はない。

以下に，日本食道学会の食道癌診療ガイドライン検討委員会が2020年に行った食道外科専門医認定施設を対象とした食道癌根治治療後のフォローアップに関する全国調査[8]の結果の概略を示す（pStage Ⅱ，Ⅲ，Ⅳのみ記載：詳細は文献[8]を参照）。＜問診と理学所見＞1 年目：64%が 5 回以上，5 年目：61% が 3 回以上，10 年目：76% が 1 回以上，＜頸部～骨盤 CT 検査＞1 年目：61% が 3 回以上，5 年目：96% が 1 回以上，10 年目：59% が 1 回以上，＜上部消化管内視鏡検査＞5 年目までほぼ100% が 1 回以上，10 年目でも 74% が 1 回以上のフォローアップをしていた。一方で，根治切除後の QOL の検討を定期的に行っている施設は，術後 1 年目でも 13% にすぎず，5 年後はわずか 3% であった。わが国において，この点は認識を高める必要があると思われる[9]。

食道癌は異時性の食道内多発癌や胃癌・頭頸部癌など異時性他臓器癌の発生も稀ではない[10-12]。多発癌・重複癌を念頭に上部消化管内視鏡検査を施行し，咽頭から残存食道および胃（胃管）にかけて定期的かつ慎重に観察していく必要がある。さらに大腸癌，その他の癌の発生にも留意していく必要がある。前述の全国調査[8]では，異時性頭頸部癌の検索を定期的に行っている施設は，術後 5 年目まででも約 30% に限られていた。

2）根治切除後の再発に対する治療

食道癌根治切除後の再発には，リンパ節・局所再発，遠隔臓器再発，胸腹膜再発があり，それらの混合再発も多い。それらの頻度は報告によって大きく異なるが，リンパ節再発の中では頸部・上縦隔の再発が多く，遠隔臓器再発では肺・肝・骨・脳に多いとされる。小腸や結腸への転移もある。

食道癌根治切除後の再発の治療法は，再発部位・形式やその範囲に応じて選択される。再発時の全身状態や手術操作範囲内の再発か否か，術前または術後に放射線照射がされているかなどでも治療法が変わる。そのため種々の病態に応じた多数例での治療成績の報告は少ない。食道癌根治切除後の再発例の生存割合は極めて不良であるが，再発巣の切除や化学放射線療法などの積極的治療により長期生存または完治する症例も数多く報告されている。とくに，転移病巣数が少ない場合や頸部リンパ節再発の場合などでは良好な予後が得られるという報告が多い[1-4,13-19]。本章では，根治切除後の限局した領域に再発が生じた場合の根治を求めた積極的治療の意義について検討した。

参考文献

1) Miyata H, et al: Survival factors in patients with recurrence after curative resection of esophageal squamous cell carcinomas. Ann Surg Oncol. 2011; 18(12): 3353-61.

2) Toh Y, et al: Follow-up and recurrence after a curative esophagectomy for patients with esophageal cancer: the first indicators for recurrence and their prognostic values. Esophagus. 2010; 7(1): 37-41.

3) Abate E, et al: Recurrence after esophagectomy for adenocarcinoma: defining optimal follow-up intervals and testing. J Am Coll Surg. 2010; 210(4): 428-35.

4) Depypere L, et al: Isolated local recurrence or solitary solid organ metastasis after esophagectomy for cancer is not the end of the road. Dis Esophagus. 2017; 30(1): 1-8.

5) Oppedijk V, et al: Patterns of recurrence after surgery alone versus preoperative chemoradiotherapy and surgery in the CROSS trials. J Clin Oncol. 2014; 32(5): 385-91.

6) Sugiyama M, et al: Patterns and time of recurrence after complete resection of esophageal cancer. Surg Today. 2012; 42(8): 752-8.

7) Toh Y, et al: A Nation-wide survey of follow-up strategies after a curative esophagectomy or a complete response by definitive chemoradiotherapy for the patients of esophageal cancer in Japan. Esophagus. 2010; 7(1): 37-41.

8) Nakanoko T, et al: Nationwide survey of the follow up practices for patients with esophageal carcinoma after radical treatment: historical changes and future perspectives in Japan. Esophagus. 2022; 19(1): 69-76.

9) Toh Y, et al: Health-related quality of life after esophagectomy in patients with esophageal cancer. Esophagus. 2022; 19(1): 47-56.

10) Chuang SC, et al: Risk of second primary cancer among esophageal cancer patients: a pooled analysis of 13 cancer registries. Cancer Epidemiol Biomarkers Prev. 2008; 17(6): 1543-9.

11) Katada C, et al: Narrow band imaging for detecting superficial squamous cell carcinoma of the head and neck in patients with esophageal squamous cell carcinoma. Endoscopy. 2010; 42(3): 185-90.

12) van de Ven S, et al: Screening for head and neck second primary tumors in patients with esophageal squamous cell cancer: A systematic review and meta-analysis. United Eur Gastroenterol J. 2019; 7(10): 1304-11.

13) Hamai Y, et al: Treatment outcomes and prognostic factors after recurrence of esophageal squamous cell carcinoma. World J Surg. 2018; 42(7): 2190-8.

14) Kudou K, et al: Clinical outcomes of surgical resection for recurrent lesion after curative esophagectomy for esophageal squamous cell carcinoma: a nationwide, large-scale retrospective study. Esophagus. 2022; 19(1): 47-56.

15) Ma X, et al: Salvage lymphadenectomy versus salvage radiotherapy/ chemoradiotherapy for recurrence in cervical lymph node after curative resection of esophageal squamous cell carcinoma. Ann Surg Oncol. 2015; 22(2): 624-9.

16) Jingu K, et al: Long-term results of radiotherapy combined with nedaplatin and 5-fluorouracil for postoperative loco-regional recurrent esophageal cancer: update on a phase II study. BMC Cancer. 2012; 12(1): 542.

17) Ohkura Y, et al: Clinicopathologic characteristics of oligometastases from esophageal cancer and long-term outcomes of resection. Ann Surg Oncol. 2020; 27(3): 651-9.

18) Watanabe M, et al: Outcomes of lymphadenectomy for lymph node recurrence after esophagectomy or definitive chemoradiotherapy for squamous cell carcinoma of the esophagus. Gen Thorac Cardiovasc Surg. 2014; 62(11): 685-92.

19) Chen J, et al: Salvage treatment for lymph node recurrence after radical resection of esophageal squamous cell carcinoma. Radiat Oncol. 2019; 14(1): 169.

■ Clinical Question

CQ33	食道癌根治切除後，高頻度の画像診断を併用したフォローアップ，低頻度の画像診断を併用したフォローアップ，画像診断を用いないフォローアップのいずれが推奨されるか？
推奨文	食道癌根治切除後のフォローアップとして，高頻度の画像診断を含めたフォローアップを行うことを弱く推奨する。(**合意率：89.3% [25/28]，エビデンスの強さ：**D)

〔解説文〕

　食道癌根治切除後のフォローアップの方法に関する比較研究は少ない。食道癌治療により一旦完治が得られた患者において，2014年および2020年に行われた日本食道学会によるわが国の全国調査では，比較的高頻度な画像診断を併用したフォローアップが行われている場合が多いが，それが患者の予後向上やQOL向上につながる十分な根拠はない[1,2]。

　本CQに対して文献検索を行ったところ，PubMed：207編，Cochrane：72編，医中誌：210編が抽出された。本CQに関する介入研究はなく，一次，二次スクリーニングを経て15編の観察研究に対して定性的システマティックレビューを行った。ドイツからの報告では食道胃接合部癌に関するプロペンシティスコアマッチング法を用いた症例対照研究を行い，画像検査併用の定期的なフォローアップを行った群では，対照群（担当医師個別の方法）に比較し，治療できる再発例が有意に多く予後良好で，フォローアップの方法が独立した予後因子であることを報告している[3]。しかし，本報告は食道胃接合部癌および胃癌（大部分腺癌）を対象とした症例数の少ない後ろ向き研究であり，今後，食道扁平上皮癌患者を対象とした検証が必要である。

　切除後に画像診断併用の高頻度のフォローアップを行った複数の報告によると，問診や血液検査値では異常なく画像のみで発見される頻度は約25〜78%である[4-7]。また，食道癌の再発例のうち80%以上は術後2年以内の早期に診断されている[4,5,8]。この点は論文間で一貫していることより，術後早期2年以内のフォローアップはとくに重要である。食道癌根治切除後の再発に対して，根治を求めた積極的治療が可能な症例を選択して治療を行うことの有効性を示した論文が多く報告されている（**CQ34** 参照）。以上の事実は，間接的に画像診断併用の高頻度のフォローアップの有用性を支持するものと考えられる。

　しかし，フォローアップが治療に結びつき予後改善につながるか否かを示すには，再発に対する治療成績のみならず，フォローアップ法の違いによる治療可能な再発の頻度を比較するこ

とが，とくに食道扁平上皮癌において必要となる。食道癌の再発診断における PET 検査または PET/CT 検査の有用性を検討した 8 つの後方視的研究のメタアナリシスでは，感度 96%・特異度 78% で有効であるものの，定期的検査と必要時の検査との間に正診率の差は認めず，偽陽性も多く，またコストも加味すると定期的ではなく必要時の検査が妥当という結論が出されている[9]。ただしわが国では，フォローアップでの PET 検査は保険診療上認められていない。

　フォローアップ法を考慮する上で医学的側面の他，患者目線の検討，すなわち「患者の希望・安心」を考慮する一方，「放射線被曝」，「医療費」，「患者の負担」などの弊害などへの配慮も必要である。しかし，これらのアウトカムに関する論文は極めて少ない。前版[10]で示されたように，患者の意向調査を行った論文においては，患者は概して高頻度のフォローアップを希望するという結果であった[11]。ただし，それ以後，同様の結果を示す研究は発表されていない。また，CT 検査などの画像診断では頻回に行うことにより被爆と発癌リスクが上がると報告されており，医療費，患者の苦痛も考えると必要で無駄のない検査を行うことが重要である。

　National Comprehensive Cancer Network（NCCN）のガイドライン（2021 年版）[12]では，食道癌根治切除後のフォローアップについて，進行度に合わせて画像検査の頻度を変える方針が記載されており，とくに術後早期の厳密なフォローアップが推奨されている。具体的には，T1b では術後 3 年目までの 12 カ月毎の胸腹部 CT 検査を，T2-T4 では 2 年目まで 6 カ月毎および有症状時の胸腹部 CT 検査を行うことを推奨している。このガイドラインが推奨する方法は，異なったフォローアップ法から得られるアウトカムの比較に基づくものではなく，米国の代表的な施設および臨床試験（CROSS 試験）からの少数の論文に記載された再発部位・時期およびフォローアップ法を引用しまとめたものである。しかし，今回，米国の代表的なガイドラインに，比較的高頻度のフォローアップとして，その適応や方法が具体的に示されたことは意義深い。

　なお，冒頭に記載したわが国における食道癌根治切除後（および化学放射線療法による CR 症例）のフォローアップに関して 2020 年に行った全国調査[2]では，回答した施設の大部分が，根治的治療後 5 年目までは少なくとも年 1 回（初期 2 年は大部分が 3 回以上）の CT 検査や上部消化管内視鏡検査（切除術後は年 1 回，化学放射線療法後はより頻回）をしており，70% の施設が根治的治療後 10 年目まで画像診断を含むフォローアップをしていることが示された。その益や害についての検討はできていないが，本 CQ の推奨度を決定する際には，わが国の現状も考慮に入れるべきと考えられる。

　以上，益と害のバランス，エビデンスの程度，コストの問題や実臨床の現状などを勘案し，推奨文は「食道癌根治切除後のフォローアップとして，高頻度の画像診断を含めたフォローアップを行うことを弱く推奨する」とした。

参考文献

1）Toh Y, et al: A Nation-wide survey of follow-up strategies after a curative esophagectomy or a complete response by definitive chemoradiotherapy for the patients of esophageal cancer in Japan. Esophagus. 2010; 7(1): 37-41.

2）Nakanoko T, et al: Nationwide survey of the follow up practices for patients with esophageal carcinoma after radical treatment: historical changes and future perspectives in Japan. Esophagus. 2022; 19(1): 69-76.

3）Sisic L, et al: Postoperative follow-up programs improve survival in curatively resected gastric and junctional cancer patients: a propensity score matched analysis. Gastric Cancer. 2018; 21(3): 552-68

4) Toh Y, et al: Follow-up and recurrence after a curative esophagectomy for patients with esophageal cancer: the first indicators for recurrence and their prognostic values. Esophagus 2010; 7(1): 37-41.

5) Abate E, et al: Recurrence after esophagectomy for adenocarcinoma: defining optimal follow-up intervals and testing. J Am Coll Surg. 2010; 210(4): 428-35.

6) Antonowicz SS, et al: Annual computed tomography scans do not improve outcomes following esophagectomy for cancer: a 10-year UK experience. Dis Esophagus. 2015; 28(4): 365-70.

7) Lou et al: Esophageal cancer recurrence patterns and implications for surveillance. J Thorac Oncol. 2013; 8(12): 1558-62.

8) Sugiyama M, et al: Patterns and time of recurrence after complete resection of esophageal cancer. Surg Today. 2012; 42(8): 752-8.

9) Goense L, et al: Diagnostic Performance of ^{18}F-FDG PET and PET/CT for the Detection of Recurrent Esophageal Cancer After Treatment with Curative Intent: A Systematic Review and Meta-Analysis. J Nucl Med. 2015; 56(7): 995-1002.

10) 日本食道学会編: 食道癌診療ガイドライン 2017 年版. 金原出版, 東京. 2017.

11) Blom RL, et al: Patient preferences in screening for recurrent disease after potentially curative esophagectomy. Dig Surg. 2012; 29(3): 206-12.

12) Ajani JA, et al: National Conprehensive Cancer Network(NCCN)Clinical Practice Guidelines in Oncology. Esophageal and Esophagogastric Junction Cancers, Version 4.2021.
https://www.nccn.org/professionals/physician_gls/pdf/esophageal.pdf

■ Clinical Question

CQ34 食道癌根治切除後に限局した領域に再発が生じた場合，根治を目指した積極的治療を行うことを推奨するか？

推奨文 食道癌根治切除後に限局した領域に再発が生じた場合，根治を目指した積極的治療を行うことを弱く推奨する。**（合意率：92.9%［26/28］，エビデンスの強さ：D）**

（解説文）

　食道癌根治切除後の限局した領域（頸部リンパ節，原発巣近傍の局所，単独の臓器など）に再発が生じた際，完治を目指した積極的治療としては，外科的切除術もしくは放射線療法や化学放射線療法，さらにはそれらの併用療法等が挙げられるが，各治療法の有効性・安全性や再発領域の違いによる治療成績の差は明らかでない。食道癌根治切除術後の再発の場合，領域によっては切除術が難しい場合や重篤な有害事象が生じる場合も考慮され，再発時の全身状態も治療法の選択に影響する。そのため種々の病態に応じた多数例での治療成績の報告は少なく，積極的な治療が再発患者の予後改善，QOL 改善につながる十分な根拠はない。本 CQ に対して文献検索を行ったところ，PubMed：9 編，Cochrane：95 編，医中誌：130 編が抽出された。一次，二次スクリーニングを経て，1 編の前向きコホート研究，11 編の観察研究を評価した。ここでは，定性的システマティックレビューを行った後にわが国より発表された観察研究を含めて解説する。

　まず，前向きコホート研究としては，わが国から食道癌根治切除後のリンパ節・局所（吻合部）再発に対する化学放射線療法についての単施設第Ⅱ相試験（2000〜2004 年施行）の長期成績が，2012 年に報告されている[1]。この報告では，術後の頸部・縦隔・腹部リンパ節再発および吻合部再発が生じた 30 症例に対する 60 Gy の放射線照射＋ネダプラチン/5-FU による化学放射線療法による 3 年・5 年全生存割合が各約 38%・27%，3 年・5 年無再発生存割合が各約29%・25%であり，さらに有害事象も軽度で，本療法の有効性・安全性が示された。ただし単施設での報告であること，症例数が少ないことに加えて，試験時期はかなり古いため，現時点

での放射線照射方法や化学療法の標準レジメンと異なると考えられ，現在の食道癌根治切除術後の再発症例に対する積極的治療の推奨度を評価する場合には，エビデンスレベルは高いとは言えない。この報告後，本CQに関する前向きコホート研究は報告されていない。食道癌根治切除後の限局したリンパ節・局所（吻合部）再発への根治を求めた化学放射線療法の観察研究では，3年全生存割合が約27〜42%[2-5]，5年全生存割合が約28%[2,4]と報告されており，前述の第Ⅱ相試験と同様の結果が得られている。また，いずれの報告でも重篤な有害事象は示されていない。リンパ節再発が1領域にとどまる場合は，良好な予後が期待できる[4]。

　食道癌根治切除後の限局した転移巣に対する根治を求めた外科的切除の有効性を示す観察研究が，わが国を含めて報告されている[6-9]。わが国からの報告によると，根治切除後のリンパ節再発例17例（11例が頸部リンパ節のみの再発）に対する切除術の3年全生存割合は約76%で，とくに頸部リンパ節再発が縦隔や腹部リンパ節再発より切除の効果が大きかった[6]。頸部リンパ節に限局した再発の場合，多変量解析で食道癌根治切除時のリンパ節転移個数（2個以下）の場合に良好な予後が期待できる[7]。また，根治的な初回治療後に再発した206例（177例が食道切除術）のうち，1領域または1臓器に5個以下の限局した再発を生じた119例（肺44.5%，リンパ節34.5%，その他の臓器等21.0%）の切除術により5年全生存割合55.6%が得られている[8]。さらに，わが国の食道癌根治切除後の再発症例に対する切除術の成績に関して，2017年に日本食道学会による食道外科専門医認定施設を対象とした全国調査研究が行われた。再発巣切除後の5年全生存割合は，リンパ節転移切除例（106例）で39.5%，肺転移切除例（40例）で54.5%であり，他の臓器の切除例（18例）の27.9%と比べて有意に良好であった。多変量解析では，初回手術療法時のpN0-1，肺転移，術後再発までの期間が550日以上，R0切除，再発切除後の重篤な合併症がない場合に良好な予後が期待できた[9]。

　さらに，単施設内の食道癌根治切除後の再発に対する種々の治療法の成績比較の報告がある[10-12]。報告によって一定ではないが，リンパ節・局所（吻合部）再発，遠隔臓器再発，混合再発に対する切除術，化学療法，化学放射線療法，Best Supportive Care（BSC）の成績が報告されている。再発に対する治療法では，BSCに対して，化学放射線療法および切除術がそれぞれ有意に予後良好であることが示されている[10]。頸部リンパ節転移再発の場合，切除術が放射線療法/化学放射線療法と比較して有意に予後良好であることが示されている[11]。限局されたリンパ節・局所再発または孤立性臓器再発の場合，可能なら切除術，可能でない時には化学放射線療法を勧める報告もある[12]。

　ただし，上記の大部分の報告において，治療法の選択基準は明確ではなく，再発巣の数や分布状況，再発時全身状態など個別の判断がなされている。さらに個々の治療法も少数例の検討にとどまっている。そもそも積極的治療が可能と判断された症例に対して，可能と思われる治療法を選択して得られたデータであることも認識しておく必要がある。治療法間の成績比較においても，背景因子に大きなバイアスがあると考えられる。

　以上のように，食道癌根治切除後の再発形式や範囲・数の違い，再発時の全身状態など，治療法選択に影響する因子は多岐にわたり，治療可能と判断された症例に関する治療成績の報告が大部分である。したがって，本CQに関する一定の結論を出すことは困難である。一方で，転移巣の切除や化学放射線療法により根治が得られる症例が少なからずあることは確かであり，それを支持する観察研究の報告も多数あることも勘案する必要がある。アウトカムの一つである限局された領域での再発に対する根治を目指した積極的治療によるQOLの改善やコストに関する報告はみられない。

以上，益と害のバランス，エビデンスの強さ，コストの問題や実臨床の現状などを勘案し，推奨文は「食道癌根治切除後に限局した領域に再発が生じた場合，根治を目指した積極的治療を行うことを弱く推奨する」とした。

参考文献

1) Jingu K, et al: Long-term results of radiotherapy combined with nedaplatin and 5-fluorouracil for postoperative loco-regional recurrent esophageal cancer: update on a phase Ⅱ study. BMC Cancer. 2012; 12(1): 542.

2) Jeene PM, et al: Definitive chemoradiation for locoregional recurrences of esophageal cancer after primary curative treatment. Dis Esophagus. 2017; 30(2): 1-5.

3) Zhou YQ, et al: Salvage radiochemotherapy for lymph node recurrence after radical surgery of esophageal cancer. Medicine (Baltimore). 2018; 97(5): e9777.

4) Kawamoto T, et al: Clinical outcomes and prognostic factors of chemoradiotherapy for postoperative lymph node recurrence of esophageal cancer. Jpn J Clin Oncol. 2018; 48(3): 259-64.

5) Chen J, et al: Salvage treatment for lymph node recurrence after radical resection of esophageal squamous cell carcinoma. Radiat Oncol. 2019; 14(1): 169.

6) Watanabe M, et al: Outcomes of lymphadenectomy for lymph node recurrence after esophagectomy or definitive chemoradiotherapy for squamous cell carcinoma of the esophagus. Gen Thorac Cardiovasc Surg. 2014; 62(11): 685-92.

7) Wang Z, et al: Salvage lymphadenectomy for isolated cervical lymph node recurrence after curative resection of thoracic esophageal squamous cell carcinoma. Ann Transl Med. 2019; 7(11): 238.

8) Ohkura Y, et al: Clinicopathologic characteristics of oligometastases from esophageal cancer and long-term outcomes of resection. Ann Surg Oncol. 2020; 27(3): 651-9.

9) Kudou K, et al: Clinical outcomes of surgical resection for recurrent lesion after curative esophagectomy for esophageal squamous cell carcinoma: a nationwide, large-scale retrospective study. Esophagus. 2022; 19(1): 47-56.

10) Hamai Y, et al: Treatment outcomes and prognostic factors after recurrence of esophageal squamous cell carcinoma. World J Surg. 2018; 42(7): 2190-8.

11) Ma X, et al: Salvage lymphadenectomy versus salvage radiotherapy/ chemoradiotherapy for recurrence in cervical lymph node after curative resection of esophageal squamous cell carcinoma. Ann Surg Oncol. 2015; 22(2): 624-9.

12) Depypere L, et al: Isolated local recurrence or solitary solid organ metastasis after esophagectomy for cancer is not the end of the road. Dis Esophagus. 2017; 30(1): 1-8.

要約　　緩和ケアはがん種を問わず共通に行われるべき医療であり，がん診療に携わる全医療者には緩和ケアに関する基本的な知識・技術の習熟が求められる。精神心理面に関しては，癌患者は不安や抑うつといった精神症状を呈することもあり，場合によっては心のケアの専門家へつなぐことも必要である。食道癌においてはとくに，嚥下障害，栄養障害，誤嚥・瘻孔による咳嗽などにより QOL の低下を来す場合が多く，治療の初期から症状緩和や QOL 維持・改善のために食道癌に特徴的な治療法を検討することが求められる。しかしながら，その方法の決定は個々の施設に委ねられており，今後の評価が必要な分野である。

■ 総論

WHO（2002）によると，緩和ケアは「生命を脅かす病に関連する問題に直面している患者とその家族の QOL を，痛みやその他の身体的・心理社会的・スピリチュアルな問題を早期に見出し的確に評価を行い対応することで，苦痛を予防し和らげることを通して向上させるアプローチである」と定義される（わが国における緩和ケア関連団体会議による定訳）。平成 30 年度の第 3 期がん対策推進基本計画においては，「がんと診断された時からの緩和ケアの推進」が重点的に取り組むべき課題に挙げられている[1]。以上のことは，全てのがん患者に対して共通であり日常診療として行われているが，担当医師・看護師のみならず緩和ケア専門医・精神腫瘍学専門医・歯科医・薬剤師・心理士・社会福祉士・介護福祉士・リハビリテーション専門職などがチームとして緩和ケアを行う必要がある。がんの緩和的治療や支持療法については，日本緩和医療学会や日本がんサポーティブケア学会等が作成している多くのガイドラインや手引き書が参考になる[2,3]。

食道癌においては，診断時から食道狭窄による嚥下障害や栄養障害，誤嚥・瘻孔による咳嗽，腫瘍による胸痛などを伴い，QOL の低下をきたしている場合が少なくなく，食道癌に特徴的な緩和的治療が求められる。治癒を目的とした治療の場合でも，初期からの症状緩和や QOL の維持・改善のための治療を併せて行っていくことが重要である[4,5]。精神心理面に関しては，食道癌術前患者に対する心理テスト，HADS（Hospital Anxiety and Depression Scale）を使った調査で，34％および 23％の患者において各々不安および抑うつスコアが有意に高いとの報告があり[6]，術前からの心理的サポートや心のケアも重要である。食道癌により経口摂取ができない状態が長く続くと不安や抑うつといった精神症状を呈することもあり，経過に対する丁寧な説明と情緒的サポートが重要である。また，場合によっては心のケアの専門家へつなぐことも必要である。

食道癌終末期患者に対する緩和的治療においては，食道狭窄による嚥下障害とそれによる栄養障害，気道狭窄や気道との瘻孔に起因する症状，遠隔転移による悪液質などの症状，高 Ca 血症などがとくに問題になる。その中でも食道狭窄症状や気道狭窄症状，瘻孔に起因する症状の改善としては，姑息的治療として放射線療法，化学放射線療法，食道ステント留置，気管ステント留置，食道バイパス手術などが行われることがある[7-9]。また，大動脈食道瘻による出血の予防・治療として，大動脈ステント留置も行われることもある[10]。

気道閉塞による突然の呼吸停止や大動脈への穿孔による大量吐血などの致死的病態は，食道

癌治療に関わる医療者は何度となく遭遇する事象である。発生すると手の施しようがない場合がほとんどであり，事前の，とくに家族への十分な説明が重要である。患者や家族は，急変急死の恐怖を抱えながらの生活を余儀なくされるため，両者に対する心理的サポート・心のケアを怠ってはならない。

　しかしながら，上記のような食道癌に特徴的な緩和的治療に関しては，エビデンスが乏しい領域が多く，臨床試験も容易ではないために，明確な方針が示されていない。今後は，食道癌患者の身体的苦痛・心理的苦痛の緩和に関して，経験や知識の集積を進めて，幅広い視点でのCQの充実とその礎となる臨床研究の進展を模索することが望まれる。

参考文献

1）厚生労働省　がん対策推進基本計画. http://www.mhlw.go.jp/bunya/kenkou/gan_keikaku.html
2）日本緩和医療学会　https://www.jspm.ne.jp/guidelines/
3）日本がんサポーティブケア学会　http://jascc.jp/
4）Guyer DL, et al: Palliative care for patients with esophageal cancer: a narrative review. Ann Transl Med. 2020; 8(17): 1103.
5）藤也寸志. 姑息的治療と緩和医療. 桑野博行編: エキスパートが伝える食道外科 up-to-date, 中外医学社, 東京, p289-98, 2010.
6）Hellstadius Y, et al: Prevalence and predictors of anxiety and depression among esophageal cancer patients prior to surgery. Dis Esophagus. 2015; 29(8): 1128-34.
7）Schweigert M, et al: Oesophageal cancer—an overview. Nat Rev Gastroenterol Hepatol. 2013; 10(4): 230-44.
8）Ishii K, et al: Palliative radiotherapy to maintain outpatient status in elderly patients with esophageal carcinoma. Ann Palliat Med. 2021; 10(2): 1779-83.
9）Godin A, et al: The modern approach to esophageal palliative and emergency surgery. Ann Transl Med. 2021; 9(10): 905.
10）Watanabe M, et al: Treatment of aortoesophageal fistula developed after thoracic endovascular aortic repair: a questionnaire survey study. Esophagus. 2020; 17(1): 81-6.

1 内視鏡ステント

■総論

　根治不能食道癌では，食道狭窄や瘻孔による各種症状が出現し，QOLの低下を来すことがある。食道狭窄，瘻孔に起因する症状を改善するために，姑息的治療として（化学）放射線療法や食道ステント留置などが行われる。

　食道狭窄による嚥下障害に対する緩和的放射線療法と食道ステント留置の効果を比較した研究では，緩和的放射線療法がステント留置と比べて有害事象が少なく，痛みの緩和効果に優れていた一方で，ステント留置の方が嚥下障害を迅速に改善したことも報告されている[1]。患者希望もしくは病状の点から迅速な嚥下障害の改善が望まれる場合には，食道ステントが最も良い選択肢である。

　根治不能食道癌で，（化学）放射線療法後に癌性狭窄がみられる場合には，食道ステント留置が選択肢となる。放射線療法後のステント留置は，出血や瘻孔，穿孔といった有害事象のリスクが高くなるとされているが，拡張力の低いステントを選択すれば，比較的安全にステント留置できることも報告されており（**CQ35**参照），これらの点に注意して治療にあたる必要がある。食道ステント留置以外の選択肢として，在宅療法への移行を目的として栄養瘻の造設が行

われる。通常内視鏡を用いて造設可能な経皮的内視鏡的胃瘻造設術は安全性が高く，ステント留置と比べ生存割合の面で優れている可能性も報告されている[1]。細径内視鏡も通過困難な高度狭窄や腹部手術の既往などにより，経皮的内視鏡的胃瘻造設術が困難な症例においては，開腹下に胃瘻や空腸瘻造設が行われる。

参考文献 ——

1) Song JH, et al: Comparison between Percutaneous Gastrostomy and Self-Expandable Metal Stent Insertion for the Treatment of Malignant Esophageal Obstruction, after Propensity Score Matching. Nutrients. 2020; 12(9): 2756.

■ Clinical Question

CQ35	（化学）放射線療法後に高度癌性狭窄が残存し，かつ根治切除が不可能である食道癌に対して，食道ステントを留置することを推奨するか？
推奨文	経口摂取に対する要望が強い患者には食道ステントを留置することを弱く推奨する。ただし，有害事象のリスクが高いことや，胃瘻造設に比べて生存割合で劣る可能性があることの説明が必要である。（合意率：78.6% [22/28]，エビデンスの強さ：C）

（解説文）

　本 CQ に関し文献検索を行ったところ，PubMed：219 編，Cochrane：176 編，医中誌：200 編の論文が抽出された。この 595 編にハンドサーチで抽出した 6 編を加えた 601 編を一次スクリーニングにかけ，さらに 82 編を二次スクリーニングにかけ，最終的に 11 編の論文[1-11]について，定量的および定性的システマティックレビューを行った。

　根治切除が不能で，（化学）放射線療法後もしくは化学療法後に高度癌性狭窄が残存する食道癌に対して，栄養摂取を主たる目的とした治療として食道ステント留置と経腸栄養チューブ留置がある。しかし，（化学）放射線療法後や化学療法後に対象を限定し，食道ステント留置と経腸栄養チューブ留置の有用性を比較した研究は文献検索では抽出されなかった。（化学）放射線療法後や化学療法後に対象を限定していないものでは，システマティックレビューで 2 つの非ランダム化比較試験が抽出されたが[1,2]，同一施設からの研究であったため，より対象数の多い研究について検討した[1]。この研究では，383 例の対象のうち，171 例（44.6%）に化学療法の既往，102 例（26.6%）に放射線療法の既往があった。ステント留置群と胃瘻造設群に，食道癌の Stage や放射線療法などの治療歴において差があるため，多変量解析などの処理を行い，ステントに対し胃瘻が予後良好因子（HR：0.69 [95%CI：0.50-0.95]）であったが，有害事象や栄養指標は，ステント留置群と胃瘻群で差がみられなかった。

　ステント留置の効果や有害事象が（化学）放射線療法の既往の有無で違いがあるかについて文献検索を行ったところ 7 編の論文が抽出された。嚥下障害の改善程度を評価し，化学放射線療法の既往の有無でステントの効果に違いがなかったことが報告されている[3]。一方で出血や瘻孔，穿孔といった重篤な有害事象について，（化学）放射線療法既往の有無別に評価が行われている 7 研究[3-9]でメタアナリシスを行ったところ，（化学）放射線療法の既往があると重篤な有害事象のリスクは高くなるという結果であった（図 1）。しかし，最近のわが国からの報告をみると[8,9]，有害事象のリスクは比較的低く，許容できる頻度である。また拡張力の低いものを選択すれば，有害事象を低く抑えられるとも報告されている[8,9]。コストに関しては，ステント

VIII

緩和的治療

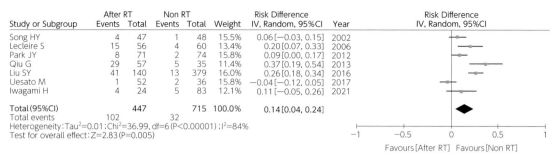

Study or Subgroup	After RT Events	Total	Non RT Events	Total	Weight	Risk Difference IV, Random, 95%CI	Year
Song HY	4	47	1	48	15.5%	0.06 [−0.03, 0.15]	2002
Lecleire S	15	56	4	60	13.4%	0.20 [0.07, 0.33]	2006
Park JY	8	71	2	74	15.8%	0.09 [0.00, 0.17]	2012
Qiu G	29	57	5	35	11.4%	0.37 [0.19, 0.54]	2013
Liu SY	41	140	13	379	16.0%	0.26 [0.18, 0.34]	2016
Uesato M	1	52	2	36	15.8%	−0.04 [−0.12, 0.05]	2017
Iwagami H	4	24	5	83	12.1%	0.11 [−0.05, 0.26]	2021
Total (95%CI)		447		715	100.0%	0.14 [0.04, 0.24]	
Total events	102		32				

Heterogeneity: Tau^2=0.01; Chi^2=36.99, df=6 (P<0.00001); I^2=84%
Test for overall effect: Z=2.83 (P=0.005)

Favours [After RT] Favours [Non RT]

図1：ステント留置群における放射線療法もしくは化学放射線療法と有害事象の関連

表1：化学療法と有害事象の関連

筆頭著者 出版年	国，地域	化学療法あり 症例数	化学療法なし 症例数	有害事象
Liu SY 2016	中国	334	185	多変量解析で高度出血[*1]との関連なし
Qiu G 2013	中国	32	60	致死的出血，肺炎との関連なし。HR：1.13（出血），0.87（肺炎）
Iwasaki H 2017	日本	24	29	Major 有害事象[*2]との関連なし[*3]
Bakheet N 2020	韓国	64	41	有害事象に差なし[*4]

[*1]高度出血：3単位以上に輸血を要する出血，[*2]Major 有害事象：出血，穿孔，瘻孔，誤嚥性肺炎，発熱，[*3]Iwasaki では，痛みと GERD の Minor 有害事象は化学療法の既往と関連有り，[*4]Bakheet では，migration がやや多い（12.5% vs 4.8%）が，有意差はなし

　留置と胃瘻造設の，処置料（食道ステント留置術 6,300 点，胃瘻造設術 6,070 点）や，処置に要する入院期間などの指標はほぼ同じである。

　以上をまとめると，食道ステント留置は，胃瘻造設と比べ生存割合で劣ることが示唆された。放射線療法後のステント留置は，出血や瘻孔，穿孔といった有害事象のリスクがやや高いが，腹部に造設する胃瘻では（化学）放射線療法による有害事象のリスク上昇はほとんどないと考えられる。一方で，経口摂取の改善が見込めるのは，ステント留置のみである。すなわち食道ステント留置と胃瘻造設のプロファイルは大きく異なり，生存割合や，有害事象，経口摂取のいずれを重視するかで推奨される治療法が決定される。そのため全患者にステントの実施は推奨できないが，経口摂取に対する要望が強い患者には，その要望を満たせる有力な選択肢の一つがステント留置である。ステント留置後の生存割合や有害事象のリスクは，ステント留置の実施を否定するほど悪い訳ではないので，経口摂取に対する要望が強い患者にはステント留置の実施を推奨すると結論した。ただし，有害事象のリスクが高いことや，胃瘻造設に比べて生存割合で劣る可能性があることの説明が必要である。

　ステント留置の効果や有害事象が，化学療法の既往の有無で違いがあるかについて文献検索を行ったところ 4 編の論文が抽出された。化学療法の既往の有無別に生存割合とステント開存期間，嚥下障害の改善程度を評価したところ，ステントの開存期間のみ化学療法の既往がある患者で有意に短くなっていたが，化学療法の既往がある患者でも中央値 162 日と十分な期間のステント開存が得られていた[10]。また，ステントの有害事象について評価が行われている 4 研

究[6,7,10,11)]をみたところ（**表1**），化学療法の既往により有害事象のリスクに有意な上昇はみられなかった。以上より，放射線療法後のステントと同様の理由により，化学療法後でも経口摂取に対する要望が強い患者にはステント留置の実施を推奨すると結論した。

エビデンス総体の評価は，報告された論文は非ランダム化比較試験が中心であるためアウトカム全般に関する全体的なエビデンスの強さ（確実性）はC（弱）と判定した。エビデンス，益と害のバランスが確実ではないため，推奨度は弱いと判定した。

参考文献 ──────────────────────────────

1) Song JH, et al: Comparison between Percutaneous Gastrostomy and Self-Expandable Metal Stent Insertion for the Treatment of Malignant Esophageal Obstruction, after Propensity Score Matching. Nutrients. 2020; 12(9): 2756.

2) Min YW, et al: Comparison between gastrostomy feeding and self-expandable metal stent insertion for patients with esophageal cancer and dysphagia. PLoS One. 2017; 12(6): e0179522.

3) Lecleire S, et al: Prior chemoradiotherapy is associated with a higher life-threatening complication rate after palliative insertion of metal stents in patients with oesophageal cancer. Aliment Pharmacol Ther. 2006; 23(12): 1693-702.

4) Song HY, et al: Retrievable covered nitinol stents: experiences in 108 patients with malignant esophageal strictures. J Vasc Interv Radiol. 2002; 13(3): 285-93.

5) Park JY, et al: Airway complications after covered stent placement for malignant esophageal stricture: special reference to radiation therapy. AJR Am J Roentgenol. 2012; 198(2): 453-9.

6) Qiu G, et al: The impact of prior radiotherapy on fatal complications after self-expandable metallic stents (SEMS) for malignant dysphagia due to esophageal carcinoma. Dis Esophagus. 2013; 26(2): 175-81.

7) Liu SY, et al: Predictor of massive bleeding following stent placement for malignant oesophageal stricture/fistulae: a multicentre study. Clin Radiol. 2016; 71(5): 471-5.

8) Uesato M, et al: Comparison of Efficacy of Self-Expandable Metallic Stent Placement in the Unresectable Esophageal Cancer Patients. Gastroenterol Res Pract. 2017; 2017: 2560510.

9) Iwagami H, et al: Esophageal metal stent for malignant obstruction after prior radiotherapy. Sci Rep. 2021; 11(1): 2134.

10) Bakheet N, et al: Clinical effectiveness and safety of self-expanding metal stent placement following palliative chemotherapy in patients with advanced esophageal cancer. Abdom Radiol (NY). 2020; 45(2): 563-70.

11) Iwasaki H, et al: Factors That Affect Stent-Related Complications in Patients with Malignant Obstruction of the Esophagus or Gastric Cardia. Gut Liver. 2017; 11(1): 47-54.

VIII

緩和的治療

■ Clinical Question

CQ36	根治的治療適応外の食道癌性狭窄に対して，食道ステント留置後に放射線療法を行うことを推奨するか？
推奨文	食道ステント留置後には，40 Gy を超える（化学）放射線療法は実施しないことを弱く推奨する。（合意率：89.3%［25/28］，エビデンスの強さ：C）

（解説文）

本CQに関して文献検索を行ったところ，PubMed：219編，Cochrane：176編，医中誌：200編の論文が抽出された。この595編にハンドサーチで抽出した6編を加えた601編を一次スクリーニングにかけ，さらに82編を二次スクリーニングにかけた。最終的に10編の論文[1-10)]について，定量的および定性的システマティックレビューを行った。

cStage Ⅳ食道癌を対象として，食道の癌性狭窄に対するステント留置の効果を他治療と比

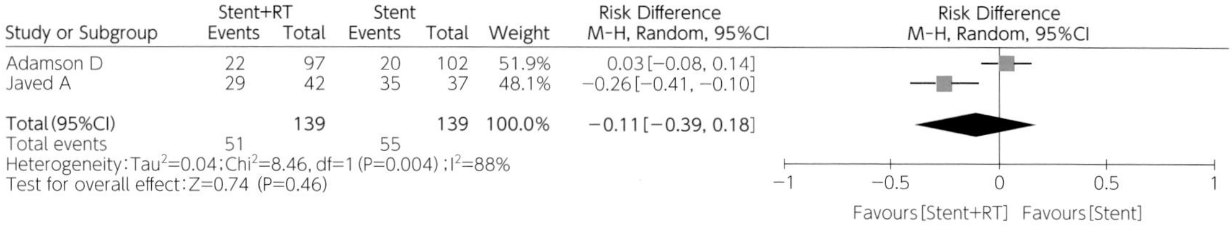

Study or Subgroup	Stent+RT Events	Total	Stent Events	Total	Weight	Risk Difference M-H, Random, 95%CI	Risk Difference M-H, Random, 95%CI
Adamson D	22	97	20	102	51.9%	0.03 [−0.08, 0.14]	
Javed A	29	42	35	37	48.1%	−0.26 [−0.41, −0.10]	
Total (95%CI)		139		139	100.0%	−0.11 [−0.39, 0.18]	
Total events	51		55				

Heterogeneity: Tau^2=0.04; Chi^2=8.46, df=1 (P=0.004); I^2=88%
Test for overall effect: Z=0.74 (P=0.46)

Favours [Stent+RT] Favours [Stent]

図1：ステント留置とステント留置後放射線療法の生存割合

較した研究として1つの非ランダム化比較研究が抽出された[1]。この研究では，ステント留置と緩和的放射線療法を，経口摂取状況や有害事象の面で比較している。対象の半数以上が腺癌であることや，ステント留置群でCharlson comorbidity indexがやや高い点で解釈に注意を要するが，緩和的放射線療法がステント留置と比べ，有害事象が少なく痛みの緩和効果に優れていた。一方で，嚥下スコアの詳細な解析が可能であった集団で，ステント留置が緩和的放射線療法と比べ，嚥下障害を迅速に改善したことも報告されている。このような特徴を考慮し，ステント留置により迅速に嚥下障害を改善し，その効果の持続や生命予後の改善を目的に各種治療の追加がこれまで行われてきた。そこで本CQでは，ステント留置後に放射線療法や化学療法を行うことが推奨されるかどうかについて検討を行った。

　ステント留置とステント留置後放射線療法の比較に関しては，2編のランダム化比較試験を含む8編の論文が抽出された。2編のランダム化比較試験の方法をみると，1編は切除不能局所進行食道癌を主たる対象として，初回治療としてのステント留置＋放射線療法の効果が評価されていた[2]。もう1編はcStage IV食道腺癌が主体で扁平上皮癌は34％であった[3]。わが国では切除不能局所進行食道癌には化学放射線療法が標準治療となっており，ステント留置がcStage IV食道扁平上皮癌に対する集学的治療の一部として行われるのが多いことを考えると，2編ともわが国の実状と異なる対象であった。

　2編のランダム化比較試験による定量的システマティックレビューでは，放射線療法を追加することによる生存期間の延長は確認されなかった（**図1**）。定性的に評価した他のアウトカムにおいて，放射線療法を追加した群で，5カ月後と7カ月後の嚥下スコアが改善していた[2]。食道閉塞に伴う症状の指標としてみたQOLスコアは，いずれの研究においても放射線療法追加による差がみられなかった。

　有害事象に関しては，7編の論文を対象に定性的システマティックレビューを行った（**表1**）[2-8]。ステント留置後に40 Gyを超える放射線療法を施行した場合，とくに化学放射線療法を施行した場合には，重篤な有害事象（出血，瘻孔，穿孔）が多くみられた。一方で，20 Gy/5分割や30 Gy/10分割の緩和量を放射線単独で行った場合には，有害事象の増加はみられなかった。これら論文以外にわが国からの多施設アンケート調査の論文[9]があり，この報告では放射線療法前と放射線療法中のステント留置を合わせて検討し，32例中19例にGrade 3～5の有害事象が発生したと報告されているが，根治線量と緩和線量別での有害事象の解析はできない。また，この報告では腔内照射の併用やprosthesis（人工食道と呼ばれ，過去に使われたデバイス），uncover stentの使用が一部症例に行われており，現状とは少し異なることに注意が必要である。放射線療法の患者負担は，照射回数に応じた通院が必要で，コストは，27,000円から40,000円程度の治療計画料と，1回照射毎に8,400～18,000円程度の（治療の複雑さで料金が設定されている）料金が必要となる。

表1：ステント留置後放射線療法と有害事象

筆頭著者 出版年	国，地域	症例数	RT dose/ Fraction	有害事象内容 （頻度）	RTなしとの比較
Adamson D 2021	UK	97	20 Gy/5 Fr or 30 Gy/10 Fr	瘻孔（1%）， 出血（2%）	有意差なし
Javed A 2012	India	42	30 Gy/10 Fr	群別の有害事象記載なし	有意差なし
Jiang XJ 2012	中国	67	CRT 45 Gy/25 Fr	穿孔（23.9%）	有意差なし
Park JH 2012	韓国	63	CRTを含む Median 48 Gy	瘻孔（21%）	有意差あり
Zhong J 2003	中国	16	45–55 Gy	記載なし	有意差なし
Lu YF 2018	台湾	8	全てCRT Median 47.5 Gy	瘻孔（87.5%）	比較なし
Rueth NM 2012	USA	9	Median 50.4 Gy	瘻孔（11.1%）	有意差なし

CRT：Chemoradiotherapy，偶発症は，瘻孔，出血（CTCAE5.0 Grade 3以上），Migrationを収集，UK：United Kingdom，RT：Radiotherapy

　以上のようにステント留置後に追加する放射線療法により生存割合やQOLの向上はみられず，嚥下障害も2つの研究で評価が分かれる結果[2,3]であった。一方で，40 Gyを超える放射線療法を施行した場合，とくに化学放射線療法を施行した場合には，重篤な有害事象のリスクがあり，患者負担やコストも考えると，40 Gyを超える放射線療法は実施しないことを推奨すると結論した。一方で，40 Gy程度までの放射線単独照射に関しては，cStage Ⅳ食道扁平上皮癌を中心とする対象で十分に検討されていないことを考えると，現時点での推奨作成は難しく，今後の研究が必要である。ただし，今回の検討対象となった2つのランダム化比較試験[2,3]では，有害事象の増加を認めなかったが，低線量の照射でも有害事象増加のリスクを示唆する研究があり[9]，十分な注意が必要である。

　今回の文献検索では，放射線の外照射以外に，放射線性ステントや小線源治療の有効性を示す報告が多数みられた。中国からのシステマティックレビュー[11]では，放射線性ステントは通常ステントと比べ，ステント開存期間あるいは生存割合において優れ，偶発症には差を認めていない。放射線性ステントは安全かつ有効な治療法として期待されるが，わが国では使用できないデバイスである。また，放射線の小線源治療と外照射を比較した非ランダム化比較研究が2編あり[12,13]，1編の研究では嚥下障害の改善が外照射で優れていたと報告されている一方で，もう1編の研究では治療効果，偶発症ともに差がなかったとされている。小線源治療は食道ステントや外照射と比べて遜色ない治療であることが期待されるが，わが国では経験が少なく手技も煩雑なことから実施可能な施設は限られている。

　ステント留置後の化学療法の効果に関しては，2つの非ランダム化後ろ向き研究が抽出された[5,10]。化学療法を追加することによる生存割合への効果に関しては1つの研究[5]で検討され，化学療法追加が生存割合向上と関連すると結論されていた。しかし，症例選択の時点でより全身状態の良い患者に化学療法が行われるなどの選択バイアスが生じている可能性がある。ステ

ント開存への効果に関しては2つの研究[5,10]で検討され，いずれも化学療法追加とステント開存に有意な関連はないと結論されていた。

ステント留置後に化学療法を行うことでステント関連の有害事象が増加するかどうかに関しては，化学療法を追加することで，重篤な有害事象（出血や瘻孔，穿孔）の増加は認められなかった。一方で，化学療法の追加とステント逸脱に有意な関連がみられると報告されていた[5,10]。

以上のようにステント留置後に化学療法を行うことにより，生存割合を向上させる可能性がある。一方で，化学療法の追加はステント逸脱と関連している可能性が高いが，ステント逸脱が腸穿孔や腸閉塞などの，さらに重篤な転帰をとるものは報告されていなかった[5,10,14]。

エビデンスの確実性と推奨度

エビデンス総体の評価は，2編のランダム化比較試験では非一貫性，非直接性，不精確さがみられ，その他の研究では，バイアスリスク，非一貫性，非直接性がみられるためアウトカム全般に関する全体的なエビデンスの強さ（確実性）はC（弱）と判定した。益と害のバランスや，患者の希望，コストは，放射線療法追加を支持しない結果であったが，推奨の強さを決定する4つの項目のうち，エビデンス，益と害のバランスが確実ではないため，推奨度は弱いと判定した。

参考文献

1）Martin EJ, et al: Palliative Radiotherapy Versus Esophageal Stent Placement in the Management of Patients With Metastatic Esophageal Cancer. J Natl Compr Canc Netw. 2020; 18(5): 569-74.

2）Javed A, et al: Palliative stenting with or without radiotherapy for inoperable esophageal carcinoma: a randomized trial. J Gastrointest Cancer. 2012; 43(1): 63-9.

3）Adamson D, et al: Palliative radiotherapy after oesophageal cancer stenting(ROCS): a multicentre, open-label, phase 3 randomised controlled trial. Lancet Gastroenterol Hepatol. 2021; 6(4): 292-303.

4）Jiang XJ, et al: Endoscopic stenting and concurrent chemoradiotherapy for advanced esophageal cancer: a case-control study. World J Gastroenterol. 2012; 18(12): 1404-9.

5）Park JH, et al: Polytetrafluoroethylene-covered retrievable expandable nitinol stents for malignant esophageal obstructions: factors influencing the outcome of 270 patients. AJR Am J Roentgenol. 2012; 199(6): 1380-6.

6）Zhong J, et al: Treatment of medium and late stage esophageal carcinoma with combined endoscopic metal stenting and radiotherapy. Chin Med J (Engl). 2003; 116(1): 24-8.

7）Lu YF, et al: Esophageal Metal Stents with Concurrent Chemoradiation Therapy for Locally Advanced Esophageal Cancer: Safe or Not? Oncologist. 2018; 23(12): 1426-35.

8）Rueth NM, et al: Esophageal stenting and radiotherapy: a multimodal approach for the palliation of symptomatic malignant dysphagia. Ann Surg Oncol. 2012; 19(13): 4223-8.

9）Nishimura Y, et al; Japanese Society for Esophageal Diseases. Severe complications in advanced esophageal cancer treated with radiotherapy after intubation of esophageal stents: a questionnaire survey of the Japanese Society for Esophageal Diseases. Int J Radiat Oncol Biol Phys. 2003; 56(5): 1327-32.

10）Park JJ, et al: Long-term clinical outcomes of self-expanding metal stents for treatment of malignant gastroesophageal junction obstructions and prognostic factors for stent patency: effects of anticancer treatments. Dig Liver Dis. 2010; 42(6): 436-40.

11）Chen HL, et al: Radioactive self-expanding stents for palliative management of unresectable esophageal cancer: a systematic review and meta-analysis. Dis Esophagus. 2017; 30(5): 1-16.

12）Eldeeb H, et al: External beam radiotherapy versus brachytherapy in the management of malignant oesophageal dysphagia: a retrospective study. J BUON. 2012; 17(3): 508-11.

13）Jeene PM, et al; POLDER Study Group. Short-Course External Beam Radiotherapy Versus Brachytherapy for Palliation of Dysphagia in Esophageal Cancer: A Matched Comparison of Two Prospective Trials. J Thorac Oncol. 2020; 15(8): 1361-8.

14) Medeiros VS, et al: Adverse events of self-expandable esophageal metallic stents in patients with long-term survival from advanced malignant disease. Gastrointest Endosc. 2017; 86(2): 299-306.

2 大動脈ステントグラフト

要約　大動脈との瘻孔を形成した局所進行食道癌に対しては，救命を目的として大動脈ステントグラフト内挿術が選択肢となり得る。しかし，その報告の大半は少数例の症例報告であり，有効性は確立されていない。さらに，大動脈浸潤を有する食道癌に対する根治的手術を目的とした予防的大動脈ステントグラフト内挿術に関する報告においても，数例の症例報告でのみ有用性が示されているのが現状であることから，今後の有効性検討が期待される。

■ 総論

　食道癌は胸部大動脈と隣接するその解剖学的位置関係から，病勢進行に伴い大動脈食道瘻を形成する。その治療選択肢として，大動脈ステントグラフト内挿術の有用性について検討が進んでいる。「食道癌」「ステントグラフト」「血管内治療」「大動脈食道瘻」をキーワードとして文献検索を行ったところ，PubMed：22編，医中誌：12編が該当した。後ろ向き症例集積研究および後述の日本食道学会アンケート調査による2編を除き[1,2]，他は少数例の症例報告であった。大動脈食道瘻からの出血に対する緊急止血を目的としたものが多くを占める中，CT検査により瘻孔形成が疑われ出血の予防目的に行われた例など，臨床経過が多岐にわたるため，定量的システマティックレビューは困難であった。結果として，症例数はあわせて100例程度となり，止血・出血予防という目的は達成されていることから，ステントグラフト内挿術の有効性が示唆される結果となっていた。

　さらに近年，大動脈浸潤を伴う局所進行食道癌に対する術前予防的ステントグラフト内挿術に関する報告がなされている。今回の文献検索においても，4編の症例報告から計11例においてその有効性が報告されていた[3-6]。また2020年に，日本食道学会食道外科専門医認定施設・準認定施設を対象とした食道癌に対する胸部ステントグラフト内挿術に関する調査結果が報告されている[2]。総症例数は41例であり，うち21例は術前予防的ステントグラフト内挿術であった。根治切除が達成され，術後長期生存例も報告されており，今後の症例集積が期待される。

　一方で，ステントグラフト留置による合併症発生にも留意が必要である。2020年改訂版大動脈瘤・大動脈解離診療ガイドラインによれば，胸部大動脈へのステントグラフト内挿術後の合併症としては，① 逆行性A型大動脈解離を代表とする急性大動脈症候群の発生，② エンドリーク，③ 脳卒中，④ 脊髄障害，⑤ アクセストラブル，⑥ 局所性DIC（消費性凝固障害）などが挙げられている[7]。とくに，生命予後やQOLに直接的に影響が及ぶ①，③，④については，術前における高リスク症例の選別と術中・術後の予防策が必要であるとされている。さらには，緊急ステントグラフト内挿術が可能な施設は限られており，一定のコストも伴うことから，現時点では患者の希望を含め，症例に応じた慎重な適応判断が求められる。

参考文献

1) Matsumoto A, et al: Result of Thoracic Endovascular Aortic Repair for Patients with Esophageal Cancer. World J Surg. 2018; 42(5): 1551-8.

VIII

緩和的治療

2）Watanabe M, et al: Thoracic endovascular aortic repair for esophageal cancer invading the thoracic aorta: a questionnaire survey study. Esophagus. 2020; 17(1): 74-80.

3）Nakajima M, et al: Salvage esophagectomy combined with partial aortic wall resection following thoracic endovascular aortic repair. Gen Thorac Cardiovasc Surg. 2018; 66(12): 736-43.

4）Yamatsuji T, et al: Intra-aortic stent graft in oesophageal carcinoma invading the aorta. Prophylaxis for fatal haemorrhage. Int J Clin Pract. 2006; 60(12): 1600-3.

5）Makino T, et al: Aortic stent-grafting facilitates a successful resection after neoadjuvant treatment of a cT4 esophageal cancer. J Thorac Cardiovasc Surg. 2014; 148(5): e211-2.

6）小林利行, 他: 食道癌根治切除術後大動脈周囲局所再発に対し大動脈ステントグラフト内挿後に切除した2例. 癌と化療. 2018; 45(13): 2372-4.

7）日本循環器学会/日本心臓血管外科学会/日本胸部外科学会/日本血管外科学会 編: 2020年改訂版 大動脈瘤・大動脈解離診療ガイドライン. 2020.

バレット食道およびバレット癌に対する診療

要約

　バレット粘膜を有する食道をバレット食道と呼ぶ[1]。バレット粘膜は内視鏡で確認できる胃から食道に伸びる円柱上皮のこと（腸上皮化生の有無は問わない）であり，組織学的な特殊円柱上皮化生の確認は必要としない[1-3]。バレット粘膜の診断には食道胃接合部の同定が必要であるが，原則として内視鏡による食道下部柵状血管の下端を食道胃接合部とする[1]。バレット食道の定義はわが国と欧米で異なる点があり，欧米では胃の縦走ひだの口側終末部が食道胃接合部と定義されており，英国を除く欧米では特殊円柱上皮の存在が必須とされている[4-11]。わが国では全周 3 cm 以上のバレット粘膜を認めるものを long-segment Barrett's esophagus（LSBE）としているが[1]，欧米では最大長が 3 cm 以上であるものを LSBE としている。さらに，わが国ではバレット粘膜の長さに関する規定はないが，欧米のガイドラインでは 1 cm 未満のものはバレット食道に含めないことが少なくない。本ガイドラインで引用された文献の多くが欧米からの報告であることから，これらの定義の違いに注意が必要である。本項で引用した論文は全て欧米の基準を用いていたため，本ガイドラインでは欧米の基準である最大長 3 cm にもとづいて LSBE および short-segment Barrett's esophagus（SSBE）と記載した。

　バレット粘膜は組織学的には，① 円柱上皮下の粘膜層内の食道腺導管あるいは粘膜下層の固有食道腺，② 円柱上皮内の扁平上皮島，③ 円柱上皮下の粘膜筋板の二重構造のうち，いずれかの所見が認められる。バレット癌はバレット粘膜に生じた腺癌と定義される。欧米では病理診断に modified Vienna classification が用いられており，わが国では使用されていない low-grade dysplasia（LGD）や high-grade dysplasia（HGD）がある。LGD はわが国における腺腫または低異型度高分化腺癌（非浸潤性），HGD は高異型度腺癌（非浸潤性）に相当する[2]。早期癌，表在癌，進行癌の定義は食道癌と同一であるが，深層粘膜筋板が本来の粘膜筋板として取り扱われる。

　バレット癌の治療はその占居部位における食道扁平上皮癌に準じて行われる。内視鏡的切除術の適応は，術前に cT1a 癌と診断されたものであり，切除検体の病理診断で壁深達度が pT1a-SMM（円柱上皮層または浅層粘膜筋板にとどまる）および pT1a-LPM（浅層粘膜筋板を越えるものの深層粘膜筋板に達しない）では内視鏡的切除で治癒が期待できる[2]。また，切除後の壁深達度が pT1a-DMM（深層粘膜筋板に浸潤する）であっても，脈管侵襲や低分化成分がなければ再発のリスクは低い[2]。

参考文献

1) 日本食道学会編：臨床・病理　食道癌取扱い規約，第 11 版．金原出版，東京．2015.

2) 石原　立，他：食道癌に対する ESD/EMR ガイドライン．日本消化器内視鏡学会雑誌．2020; 62(2): 223-71.

3) 日本消化器病学会編：胃食道逆流症（GERD）診療ガイドライン 2021，改訂第 3 版．南江堂，東京．2021.

4) American Gastroenterological Association, Spechler SJ, et al: American Gastroenterological Association medical position statement on the management of Barrett's esophagus. Gastroenterology. 2011; 140(3): 1084-91.

5) ASGE Standards of Practice Committee, Evans JA, et al: The role of endoscopy in Barrett's esophagus and other premalignant conditions of the esophagus. Gastrointest Endosc 2012; 76(6): 1087-94.

6) Fitzgerald RC, et al: British Society of Gastroenterology guidelines on the diagnosis and management of

Barrett's oesophagus. Gut 2014; 63(1): 7-42.

7) Whiteman DC, et al: Australian clinical practice guidelines for the diagnosis and management of Barrett's esophagus and early esophageal adenocarcinoma. J Gastroenterol Hepatol. 2015; 30(5): 804-20.
8) Shaheen NJ, et al: ACG Clinical Guideline: Diagnosis and Management of Barrett's Esophagus. Am J Gastroenterol 2016; 111(1): 30-50; quiz 51.
9) Fock KM, et al: Asia-Pacific consensus on the management of gastro-oesophageal reflux disease: an update focusing on refractory reflux disease and Barrett's oesophagus. Gut. 2016; 65(9): 1402-15.
10) Weusten B, et al: Endoscopic management of Barrett's esophagus: European Society of Gastrointestinal Endoscopy (ESGE) Position Statement. Endoscopy. 2017; 49(2): 191-8.
11) ASGE STANDARDS OF PRACTICE COMMITTEE, Qumseya B, et al: ASGE guideline on screening and surveillance of Barrett's esophagus. Gastrointest Endosc. 2019; 90(3): 335-59. e2.

■ Clinical Question

CQ37 バレット食道に対して上部消化管内視鏡検査によるサーベイランスを行うことを推奨するか？

推奨文
① 最大長3cm以上のバレット食道に対して上部消化管内視鏡検査によるサーベイランスを行うことを弱く推奨する。（合意率：100% [28/28]，エビデンスの強さ：C）
② 最大長3cm未満のバレット食道に対しては，現時点で推奨を決定することができない。（合意率：96.4% [27/28]，エビデンスの強さ：C）

（解説文）

　本CQに対して，文献検索を行った結果，PubMed：265編，Cochrane：189編，医中誌：125編が抽出された。一次スクリーニングを終えハンドサーチで42編を追加し合わせて130編となった。二次スクリーニングを終えて，19編（後ろ向きコホート研究：18編，後ろ向き/前向きコホート研究：1編）に対して定性的システマティックレビューを行った。

　サーベイランスで発見された腺癌患者と症状の出現により発見された腺癌患者を比較すると，全死亡のリスク差は−0.31 [95%CI：−0.52−−0.11]（図1）[1-3]，腺癌関連死亡は−0.35 [95%CI：−0.51−−0.18]（図2）[1,2,4,5]とサーベイランスを行った方が有意に全死亡と腺癌関連死亡が少なかった。一方で，手術療法[6]に至るリスクに関してはサーベイランスで発見された患者と症状が出現して発見された患者の間に有意な差はみられなかった（0.19 [95%CI：−0.02−−0.39]）（図3）[1-3,5]が，サーベイランスを行った患者では有意に早期で発見されていた（0.26 [95%CI：0.18-0.34]）（図4）[1-3,7]。費用対効果についての検討では，バレット食道に対してスクリーニングとサーベイランスを行うことは費用対効果にも優れていることが報告されている[8,9]。

　上記のようにサーベイランスを行うことにより，全死亡と腺癌関連死亡を抑制でき，腺癌を早期発見することが可能となる。費用対効果も優れていることから，アメリカ消化器内視鏡学会（ASGE）のガイドラインでは，サーベイランスを行うことが推奨されている[10]。

　サーベイランスの方法としては，欧米ではシアトルプロトコルによりランダム生検が標準的に行われている。近年では，サーベイランスの際に，通常観察に加えて，酢酸やインジゴカルミン，メチレンブルーなどを用いた色素内視鏡，narrow band imaging（NBI）や autofluorescence imaging（AFI）などを用いた画像強調観察，confocal laser endomicroscopy（CLE），volumetric laser endomicroscopy（VLE）などの有用性が報告されており，ASGEの技術委員会で行われたシステマティックレビューとメタアナリシスでは，通常観察に加えて色素内視鏡

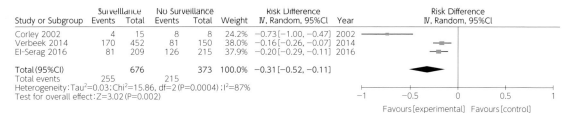

図1：全死亡に対するサーベイランスの効果

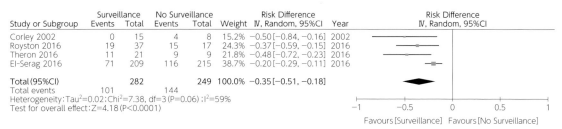

図2：腺癌関連死亡に対するサーベイランスの効果

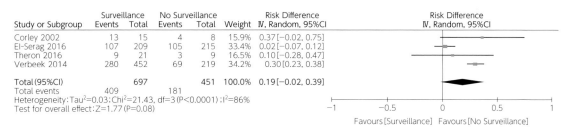

図3：外科手術に至るリスク対するサーベイランスの効果

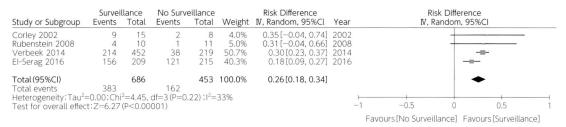

図4：早期発見に対するサーベイランスの効果

と画像強調観察を行う群と通常観察のみに比較して，異型上皮検出率の有意な上乗せ効果が報告されている（絶対的増加率が9%［95%CI：4.1-14%］）[11]。通常光観察に色素内視鏡検査を併用した際の異型上皮の検出感度は91.9%［95%CI：89.4-93.8%］，特異度は89.9%［95%CI：80.1-95.2%］，陰性的中率は，95.5%［95%CI：90.8-97.9%］であったと報告されている。なお，この検討ではメチレンブルーより酢酸が有用であり，その感度は96.6%［95%CI：95.2-97.7%］，陰性的中率は98.3%［95%CI：94.8-99.4%］，特異度は84.6%［95%CI：68.5-93.2%］であった。また，NBIの感度は94.2%［95%CI：82.6-98.2%］，陰性的中率は97.5%［95%CI：95.1-98.7%］，特異度は94.4%［95%CI：80.5-98.6%］であった。ASGEは内視鏡技術に関する許容基準を示しているが，酢酸とNBI，内視鏡下のCLEはASGEの許容基準を満たしていた。また，酢酸の

費用対効果を検討した結果，酢酸撒布による狙撃生検はランダム生検より費用対効果が優れていたと報告されている[12]。上記の結果を踏まえて，2019年に発表されたASGEのガイドラインでは，依然としてシアトルプロトコールによるランダム生検を推奨しているものの，色素内視鏡や画像強調観察を併用することを推奨している[10]。なお，日本消化器内視鏡学会から2020年に発刊された「食道癌に対するESD/EMRガイドライン」では，食道表在腺癌内視鏡的切除術後のサーベイランス内視鏡検査において，画像強調観察および拡大内視鏡の使用が推奨されている[13]。

サーベイランスの間隔については，各国のガイドラインでは異型上皮の有無によって推奨間隔を変えているが，十分なエビデンスは得られていない。

バレット食道に対してサーベイランスを行った場合とサーベイランスを行わなかった場合を比較した報告を用いた前述のシステマティックレビューおよびメタアナリシスからは，バレット食道に対して上部消化管内視鏡検査によるサーベイランスを行うことは有用と考えられるが，腺癌関連死亡に関してはリードタイムバイアスを調整すると有意差がなくなるとの報告もある[1,14]。また，今回メタアナリシスに用いた報告は全て海外からの報告であり，わが国からの報告は含まれていない。バレット食道は長さによって発癌率が異なることが報告されているが，今回用いた検討ではLSBEとSSBEを分けて検討していない。欧米ではわが国に比べてLSBEの割合が多いが，わが国ではSSBEがほとんどを占め，背景が大きく異なっていることから，前述のメタアナリシスの結果をそのままわが国に当てはめることは妥当ではない可能性がある。

こうした背景から，「食道癌に対するESD/EMRガイドライン」[13]および「胃食道逆流症（GERD）診療ガイドライン2021　改訂第3版」[15]では，発癌率からサーベイランスの必要性を評価している。食道表在腺癌の既往のないバレット食道に関して，わが国で行われている「バレット食道の発癌リスクを明らかにするための多施設参加の前向きコホート研究－LSBE調査研究」では，最大長3cm以上のLSBEからの発癌率は年率1.2%と推定されると報告されており[16]，この発癌率は欧米の発癌率に匹敵する[17]。したがって，最大長3cm以上のLSBEに関しては本邦でもサーベイランスの対象となり得ると考えられる。一方で，最大長3cm未満のSSBEからの発癌率に関しては，近年わが国から619例の最大長1cm以上3cm未満のSSBEを対象とした検討が発表されたが，この報告では最大長1cm以上3cm未満のSSBEからの発癌率は年率0.036%と非常に低く[18]，サーベイランスの対象とすべきかどうかについては明らかではない。わが国では1cm未満のバレット食道（ultra-short segment Barrett's esophagus：USSBE）もバレット食道に含めているが，欧米のガイドラインではUSSBEはバレット食道に含めないものもある。さらに，わが国からの3,318例の最大長1cm未満のUSSBEを対象とした検討では，発癌率は年率0.007%と著しく低く，サーベイランスの対象とすべきではないと結論付けられている[18]。

なお，本CQでは食道表在腺癌に対して内視鏡治療を行った患者を対象としていない。食道表在腺癌に対して内視鏡治療を行った患者に関するサーベイランスに関しては，「食道癌に対するESD/EMRガイドライン」を参照されたい。

サーベイランスの妥当性を評価する際には費用対効果の検討が不可欠であるが，各国で診療報酬体系に大きな違いがあり，費用対効果に関するわが国からの報告はなく，今後の検討が必要である。

サーベイランスの益は，バレット食道患者において，食道腺癌の全死亡および腺癌関連死を

抑制することができ，腺癌発生を早期に発見できることである。害は，上部消化管内視鏡検査の偶発症や検査にかかる費用である。益と害のバランス，エビデンスの強さ，患者の希望などを勘案し，「最大長3cm以上のバレット食道に対して上部消化管内視鏡検査によるサーベイランスを行うことを弱く推奨するが，最大長3cm未満のバレット食道に対しては，現時点で推奨を決定することができない」とした。

参考文献

1) El-Serag HB, et al: Surveillance endoscopy is associated with improved outcomes of oesophageal adenocarcinoma detected in patients with Barrett's oesophagus. Gut. 2016; 65(8): 1252-60.

2) Corley DA, et al: Surveillance and survival in Barrett's adenocarcinomas: a population-based study. Gastroenterology. 2002; 122(3): 633-40.

3) Verbeek RE, et al: Surveillance of Barrett's esophagus and mortality from esophageal adenocarcinoma: a population-based cohort study. Am J Gastroenterol. 2014; 109(8): 1215-22.

4) Royston C, et al: The evolution and outcome of surveillance of Barrett's oesophagus over four decades in a UK District General Hospital. Eur J Gastroenterol Hepatol. 2016; 28(12): 1365-73.

5) Theron BT, et al: The risk of oesophageal adenocarcinoma in a prospectively recruited Barrett's oesophagus cohort. United European Gastroenterol J. 2016; 4(6): 754-61.

6) Abnet CC, et al: A prospective study of BMI and risk of oesophageal and gastric adenocarcinoma. Eur J Cancer. 2008; 44(3): 465-71.

7) Moriarty JP, et al: Costs associated with Barrett's esophagus screening in the community: an economic analysis of a prospective randomized controlled trial of sedated versus hospital unsedated versus mobile community unsedated endoscopy. Gastrointest Endosc. 2018; 87(1): 88-94. e2.

8) Inadomi JM, et al: Screening and surveillance for Barrett esophagus in high-risk groups: a cost-utility analysis. Ann Intern Med. 2003; 138(3): 176-86.

9) Gerson LB, et al: Cost-effectiveness model of endoscopic screening and surveillance in patients with gastroesophageal reflux disease. Clin Gastroenterol Hepatol. 2004; 2(10): 868-79.

10) ASGE STANDARDS OF PRACTICE COMMITTEE, Qumseya B, et al: ASGE guideline on screening and surveillance of Barrett's esophagus. Gastrointest Endosc. 2019; 90(3): 335-59. e2.

11) Committee AT, et al: ASGE Technology Committee systematic review and meta-analysis assessing the ASGE Preservation and Incorporation of Valuable Endoscopic Innovations thresholds for adopting real-time imaging-assisted endoscopic targeted biopsy during endoscopic surveillance of Barrett's esophagus. Gastrointest Endosc. 2016; 83(4): 684-98. e7.

12) Bhandari P, et al: Acetic acid-enhanced chromoendoscopy is more cost-effective than protocol-guided biopsies in a high-risk Barrett's population. Dis Esophagus. 2012; 25(5): 386-92.

13) 石原　立，他: 食道癌に対するESD/EMRガイドライン．日本消化器内視鏡学会雑誌．2020; 62: 223-71.

14) Tramontano AC, et al: The Impact of a Prior Diagnosis of Barrett's Esophagus on Esophageal Adenocarcinoma Survival. Am J Gastroenterol. 2017; 112(8): 1256-64.

15) 日本消化器病学会編．胃食道逆流症（GERD）診療ガイドライン2021　改訂第3版．南江堂，東京．2021.

16) Matsuhashi N, et al: Surveillance of patients with long-segment Barrett's esophagus: A multicenter prospective cohort study in Japan. J Gastroenterol Hepatol. 2017; 32(2): 409-14.

17) Chandrasekar VT, et al: Significantly lower annual rates of neoplastic progression in short- compared to long-segment non-dysplastic Barrett's esophagus: a systematic review and meta-analysis. Endoscopy. 2019; 51(7): 665-72.

18) Fukuda S, et al: Low risk of esophageal adenocarcinoma among patients with ultrashort-segment Barrett's esophagus in Japan. Dig Endosc. 2021.

IX

バレット食道およびバレット癌に対する診療

CQ38	バレット食道に対して発癌予防目的に薬物治療を行うことを推奨するか？
推奨文	バレット食道に対して発癌予防目的に薬物治療を行わないことを弱く推奨する。（合意率：89.3%［25/28］，エビデンスの強さ：C）

解説文

　バレット食道に対する chemoprevention（発癌予防目的に行う薬物療法）としては，プロトンポンプ阻害剤（PPI），アスピリン，非ステロイド消炎鎮痛薬（NSAIDs），スタチン，ホルモン療法が報告されている。文献検索を行った結果，PubMed：198編，Cochrane：96編，医中誌：47編が抽出された。また，ハンドサーチによる22編の論文を追加してシステマティックレビューを行った。二次スクリーニング後に抽出された10編のメタアナリシス[1-10]と1編のランダム化比較試験[11]，9編の症例対照研究[12-20]，8編の観察研究[21-28]を用いて，それぞれの薬剤について定性的および定量的システマティックレビューおよびメタアナリシスを行った。

　PPIに関して，食道腺癌（EAC）をアウトカムとして7編の研究（7編の症例対照研究）[12-18]を対象にメタアナリシスを行ったところ，EAC発生のリスク比はRR：0.61［95%CI：0.40-0.91］であり，PPI投与により有意なEAC発生抑制効果が認められた（図1）。一方で，HGDとEACの両者をアウトカムとして，4編の研究（2編のコホート研究，2編の症例対照研究）[15,16,21,22]を用いてメタアナリシスを行うと，EAC＋HGD発生のリスク比はRR：0.98［95%CI：0.43-2.25］であり，PPIに有意なEAC＋HGD発生抑制効果を認めなかった（図2）。

　アスピリンに関して，アウトカムをEACのみ（1編のランダム化比較試験と1編のコホート研究と5編の症例対照研究）[16-20,23]，およびEAC＋HGD（1編のランダム化比較試験と2編のコホート研究と2編の症例対照研究）[15,16,23,24]としてメタアナリシスを行ったところ，EAC発生のリスク比はRR：0.88［95%CI：0.74-1.04］（図3），EAC＋HGD発生のリスク比はRR：0.91

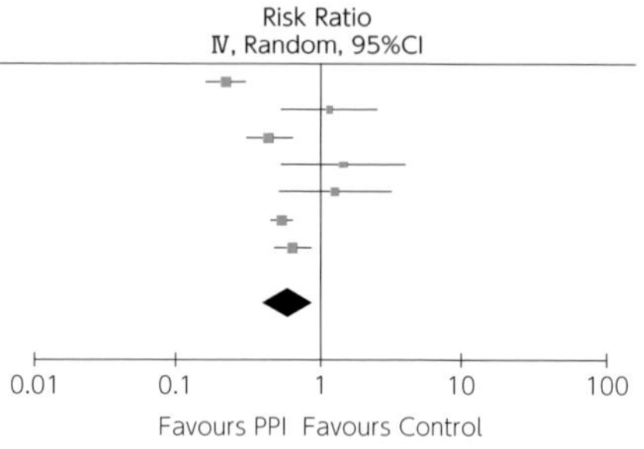

図1：EAC 発生に対する PPI の効果

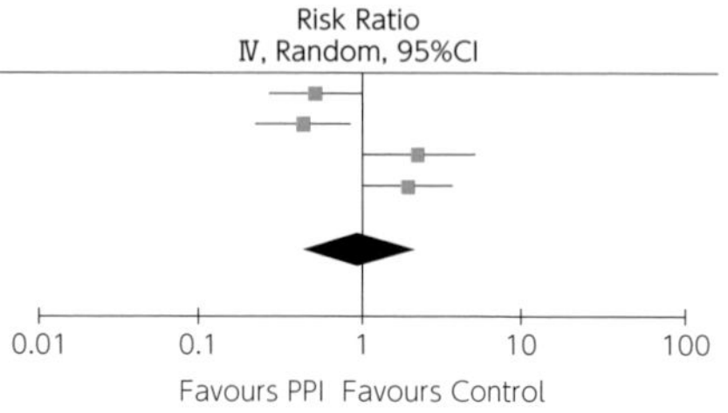

図2：EAC+HGD 発生に対する PPI の効果

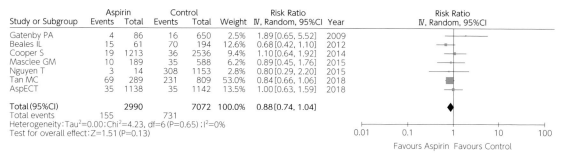

Study or Subgroup	Aspirin Events	Aspirin Total	Control Events	Control Total	Weight	Risk Ratio IV, Random, 95%CI	Year
Gatenby PA	4	86	16	650	2.5%	1.89 [0.65, 5.52]	2009
Beales IL	15	61	70	194	12.6%	0.68 [0.42, 1.10]	2012
Cooper S	19	1213	36	2536	9.4%	1.10 [0.64, 1.92]	2014
Masclee GM	10	189	35	588	6.2%	0.89 [0.45, 1.76]	2015
Nguyen T	3	14	308	1153	2.8%	0.80 [0.29, 2.20]	2015
Tan MC	69	289	231	809	53.0%	0.84 [0.66, 1.06]	2018
AspECT	35	1138	35	1142	13.5%	1.00 [0.63, 1.59]	2018
Total (95%CI)		2990		7072	100.0%	0.88 [0.74, 1.04]	
Total events	155		731				

Heterogeneity: Tau²=0.00; Chi²=4.23, df=6 (P=0.65); I²=0%
Test for overall effect: Z=1.51 (P=0.13)

図3：EAC 発生に対するアスピリンの効果

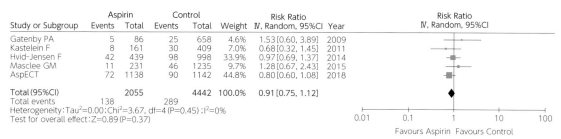

Study or Subgroup	Aspirin Events	Aspirin Total	Control Events	Control Total	Weight	Risk Ratio IV, Random, 95%CI	Year
Gatenby PA	5	86	25	658	4.6%	1.53 [0.60, 3.89]	2009
Kastelein F	8	161	30	409	7.0%	0.68 [0.32, 1.45]	2011
Hvid-Jensen F	42	439	98	998	33.9%	0.97 [0.69, 1.37]	2014
Masclee GM	11	231	46	1235	9.7%	1.28 [0.67, 2.43]	2015
AspECT	72	1138	90	1142	44.8%	0.80 [0.60, 1.08]	2018
Total (95%CI)		2055		4442	100.0%	0.91 [0.75, 1.12]	
Total events	138		289				

Heterogeneity: Tau²=0.00; Chi²=3.67, df=4 (P=0.45); I²=0%
Test for overall effect: Z=0.89 (P=0.37)

図4：EAC+HGD 発生に対するアスピリンの効果

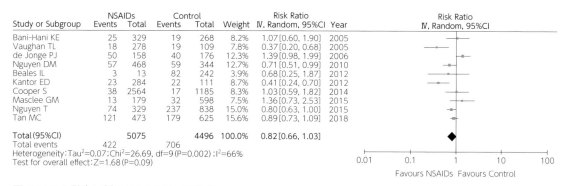

Study or Subgroup	NSAIDs Events	NSAIDs Total	Control Events	Control Total	Weight	Risk Ratio IV, Random, 95%CI	Year
Bani-Hani KE	25	329	19	268	8.2%	1.07 [0.60, 1.90]	2005
Vaughan TL	18	278	19	109	7.8%	0.37 [0.20, 0.68]	2005
de Jonge PJ	50	158	40	176	12.3%	1.39 [0.98, 1.99]	2006
Nguyen DM	57	468	59	344	12.7%	0.71 [0.51, 0.99]	2010
Beales IL	3	13	82	242	3.9%	0.68 [0.25, 1.87]	2012
Kantor ED	23	284	22	111	8.7%	0.41 [0.24, 0.70]	2012
Cooper S	38	2564	17	1185	8.3%	1.03 [0.59, 1.82]	2014
Masclee GM	13	179	32	598	7.5%	1.36 [0.73, 2.53]	2015
Nguyen T	74	329	237	838	15.0%	0.80 [0.63, 1.00]	2015
Tan MC	121	473	179	625	15.6%	0.89 [0.73, 1.09]	2018
Total (95%CI)		5075		4496	100.0%	0.82 [0.66, 1.03]	
Total events	422		706				

Heterogeneity: Tau²=0.07; Chi²=26.69, df=9 (P=0.002); I²=66%
Test for overall effect: Z=1.68 (P=0.09)

図5：EAC 発生に対する NSAIDs の効果

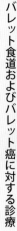

[95%CI：0.75-1.12]（**図4**）であり，アスピリンには有意な EAC（＋HGD）発生抑制効果は認められなかった。

　NSAIDs に関して，アウトカムを EAC のみ（3編のコホート研究と7編の症例対照研究）[12,13,16-20,25-27]，および EAC＋HGD（2編のコホート研究と2編の症例対照研究）[15,16,22,24] としてメタアナリシスを行ったところ，EAC 発生のリスク比は RR：0.82［95%CI：0.66-1.03］（**図5**），EAC＋HGD 発生のリスク比は RR：0.75［95%CI：0.52-1.07］（**図6**）であり，NSAIDs には有意な EAC（＋HGD）発生抑制効果は認められなかった。

　スタチンに関して，EAC をアウトカムとして8編の研究（1編のコホート研究と7編の症例対照研究）[13,14,16-20,27] を対象にメタアナリシスを行ったところ，EAC 発生のリスク比は RR：0.70［95%CI：0.60-0.83］であり，有意な EAC 発生抑制効果が認められた（**図7**）。一方で，EAC＋HGD をアウトカムとして，4編の研究（2編のコホート研究，2編の症例対照研究）[15,16,22,24] を用いてメタアナリシスを行うと，EAC＋HGD 発生のリスク比は RR：0.84［95%CI：0.63-1.13］で

IX

バレット食道およびバレット癌に対する診療

125

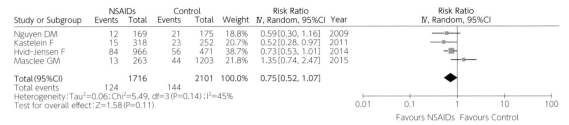

図 6：EAC+HGD 発生に対する NSAIDs の効果

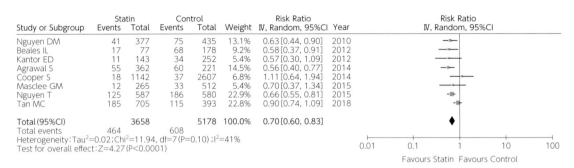

図 7：EAC 発生に対するスタチンの効果

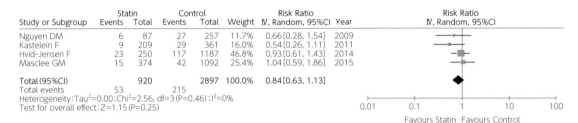

図 8：EAC+HGD 発生に対するスタチンの効果

あり，スタチンに有意な EAC＋HGD 発生抑制効果を認めなかった（図 8）。

　ホルモン療法に関しては，1 編のコホート研究[28]のみであるが，その研究ではホルモン療法を行った場合の EAC 発生のオッズ比は OR：0.62［95%CI：0.45-0.85］であった。ただし，バレット食道癌は男性に多いことが知られているが，この研究でホルモン療法を行った対象は閉経後の女性であり，対象が限られている。

　近年，PPI とアスピリンを併用した場合の発癌予防効果に関する大規模なランダム化比較試験が行われた（AspECT）。現在発表されているバレット食道に対する chemoprevention に関するランダム化比較試験はこの 1 編である。この研究ではバレット食道患者を対象として，PPI の投与量をエソメプラゾール 20 mg の 1 日 1 回（低用量）と 40 mg の 1 日 2 回（高用量）に分け，アスピリン（300 または 325 mg/日）を併用する群と併用しない群の計 4 群（高用量 PPI のみ，低用量 PPI のみ，高用量 PPI＋アスピリン，低用量 PPI＋アスピリン）に割り付け，アウトカムを全死亡＋EAC または HGD 発生として検討を行った。高用量 PPI と低用量 PPI を比較すると，高用量 PPI のイベント発生時間比は 1.27［95%CI：1.01-1.58］であり，有意なイベント抑制効果が認められた。一方，アスピリン併用の効果については，アスピリンを併用した

場合のイベント発生時間比は 1.24［95%CI：0.98-1.57］であり，有意なイベント抑制効果は認められなかった。ただし，アスピリンと NSAIDs を併用している症例があり，NSAIDs を併用している症例を除くと，アスピリンのイベント発生時間比は 1.29［95%CI：1.01-1.66］であり，有意なイベント抑制効果が認められた。PPI とアスピリンの併用効果については，高用量 PPI＋アスピリンは高用量 PPI のみおよび低用量 PPI のみに比べて有意なイベント抑制効果を示した。なお，この研究では 1%の患者に出血や感染などの重篤な副作用が認められた。

　以上から，PPI およびアスピリン，スタチンがバレット食道の chemoprevention に有用である可能性がある。ただし，スタチンは有意な発癌予防効果を示しているものの，いずれの研究も症例対照研究やコホート研究であり，エビデンスレベルが低いため，ランダム化比較試験による検証が必要である。高用量の PPI はランダム化比較試験で有効性が確認され，今回行ったメタアナリシスでも有意な EAC 発生予防効果を認めている。また，アスピリンに関しては今回行ったメタアナリシスでは有意な発癌予防効果が認められなかったが，上記のランダム化比較試験のサブ解析では有効性が示された。さらに，高用量 PPI とアスピリンの併用が最も効果的であることが示されており，わが国でもアスピリンは PPI と併用されることが多い。しかし，いずれも LSBE が多い欧米からの検討であり，ほとんどが SSBE であるわが国での有効性は明らかではない。また，PPI およびアスピリンは，ともに頻度は低いものの副作用が認められる可能性があり，とくにわが国では高用量 PPI の長期投与の安全性は確認されていない。なお，今回行ったメタアナリシスは異なるデザインの研究を全て含めて行っており，対象や観察期間，薬剤の種類や用量などが異なる研究が同様に扱われてしまっている。さらに，費用対効果に関する検討も行われていない。

　以上，益と害のバランス，エビデンスの強さ，患者の希望などを勘案し，「バレット食道に対して発癌予防目的に薬物治療を行わないことを弱く推奨する」とした。

参考文献 ────────────────────────────────

1）Thomas T, et al: Systematic Review and Meta-analysis: Use of Statins Is Associated with a Reduced Incidence of Oesophageal Adenocarcinoma. J Gastrointest Cancer. 2018; 49(4): 442-54.

2）Krishnamoorthi R, et al: Factors associated with progression of Barrett's esophagus: a systematic review and meta-analysis. 2018; 16(7): 1046-55.

3）Hu Q, et al: Proton pump inhibitors do not reduce the risk of esophageal adenocarcinoma in patients with Barrett's esophagus: a systematic review and meta-analysis. ProS One. 2017; 12(1): e0169691.

4）Thrift AP, et al: Nonsteroidal anti-inflammatory drug use is not associated with reduced risk of Barrett's esophagus. Am J Gastroenterol. 2016; 111(11): 1528-35.

5）Zhang S, et al: Cyclooxygenase inhibitors use is associated with reduced risk of esophageal adenocarcinoma in patients with Barrett's esophagus: a meta-analysis. Br J Cancer. 2014; 110(9): 2378-88.

6）Singh S, et al: Acid-suppressive medications and risk of oesophageal adenocarcinoma in patients with Barrett's oesophagus: a systematic review and meta-analysis. Gut. 2014; 63(8): 1229-37.

7）Sivarasan N, et al: Role of aspirin in chemoprevention of esophageal adenocarcinoma: a meta-analysis. J Dig Dis. 2013; 14(5): 222-30.

8）Singh S, et al: Statins associated with reduced risk of esophageal cancer, particularly in patients with Barrett's esophagus: a systematic review and meta-analysis. Clin Gastroenterol Hepatol. 2013; 11(6): 620-9.

9）Liao LM, et al: Nonsteroidal anti-inflammatory drug use reduces the risk of adenocarcinomas of the esophagus and esophagogastric junction in a pooled analysis. Gastroenterology. 2012; 142(3): 442-e23.

10）Wang F, et al: Nonsteroidal anti-inflammatory drugs and esophageal inflammation-Barrett's esophagus-adenocarcinoma sequence: a meta-analysis. Dis Esophagus. 2011; 24(5): 318-24.

IX

バレット食道およびバレット癌に対する診療

11) Jankowski JAZ, et al: Esomeprazole and aspirin in Barrett's oesophagus (AspECT): a randomised factorial trial. Lancet. 2018; 392 (10145): 400-8.

12) De Jonge PJF, et al: Risk Factors for the Development of Esophageal Adenocarcinoma in Barrett's Esophagus. Am J Gastroenterol 2006; 101 (7): 1421-9.

13) Nguyen DM, et al: Medications (NSAIDs, Statins, Proton Pump Inhibitors) and the Risk of Esophageal Adenocarcinoma in Patients With Barrett's Esophagus. Gastroenterology. 2010; 138 (7): 2260-66.

14) Agrawal S, et al: Metformin use and the risk of esophageal cancer in Barrett esophagus. South Med J. 2014; 107 (12): 774-9.

15) Hvid-Jensen F, et al: Proton pump inhibitor use may not prevent high-grade dysplasia and oesophageal adenocarcinoma in Barrett's oesophagus: a nationwide study of 9883 patients. Aliment Pharmacol Ther. 2014; 39 (9): 984-91.

16) Masclee GM, et al: NSAIDs, statins, low-dose aspirin and PPIs, and the risk of oesophageal adenocarcinoma among patients with Barrett's oesophagus: a population-based case-control study. BMJ Open. 2015; 13 (4): 665-72. e1-4.

17) Nguyen T, et al: Statin use is associated with a decreased risk of Barrett's esophagus. Gastroenterology 2015; 149 (6): 1392-8.

18) Tan MC, et al: Acid suppression medications reduce risk of oesophageal adenocarcinoma in Barrett's oesophagus: a nested case-control study in US male veterans. Aliment Pharmacol Ther. 2018; 48 (4): 469-77.

19) Beales IL, et al: Regular statin and aspirin use in patients with Barrett's oesophagus is associated with a reduced incidence of oesophageal adenocarcinoma. Eur J Gastroenterol Hepatol. 2012; 24 (8): 917-23.

20) Cooper S, et al: Risk factors for the development of oesophageal adenocarcinoma in Barrett's oesophagus: a UK primary care retrospective nested case-control study. United European Gastroenterol J. 2014; 2 (2): 91-8.

21) Kastelein F, et al: Proton pump inhibitors reduce the risk of neoplastic progression in patients with Barrett's esophagus. Clin Gastroenterol Hepatol. 2013; 11 (4): 382-8.

22) Nguyen DM, et al: Medication usage and the risk of neoplasia in patients with Barrett's esophgus. Clin Gastroenterol Hepatol. 2009; 7 (12): 1299-304.

23) Gatenby PA, et al: Aspirin is not chemoprotective for Barrett's adenocarcinoma of the oesophagus in multicentre cohort. Eur J Cancer Prev. 2009; 18 (5): 381-4.

24) Kastelein F, et al: Nonsteroidal anti-inflammatory drugs and statins have chemopreventative effects in patients with Barrett's esophagus. Gastroenterology. 2011; 141 (6): 2000-8; quiz e13-4.

25) Bani-Hani, et al: Characteristics of patients with columnar-lined Barrett's esophagus and risk factors for progression to esophageal adenocarcinoma. World J Gastroenterol. 2005; 11 (43): 6807-14.

26) Vaughan TL, et al: Non-steroidal anti-inflammatory drugs and risk of neoplastic progression in Barrett's oesophagus: a prospective study. Lancet Oncol. 2005; 6 (12): 945-52.

27) Kantor ED et al: Use of statin medications and risk of esophageal adenocarcinoma in persons with Barrett's esophagus. Cancer Epidemiol Biomarkers Prev. 2012; 21 (3): 456-61.

28) Brusselaers N, et al: Menopausal hormone therapy and the risk of esophageal and gastric cancer. Int J Cancer. 2017; 140 (7): 1693-9.

■ **Clinical Question**

CQ39 バレット食道そのものに対して発癌予防目的に内視鏡治療を行うことを推奨するか？

推奨文 バレット食道そのものに対して発癌予防目的に内視鏡治療を行わないことを弱く推奨する。（合意率：96.4% [27/28]，エビデンスの強さ：C）

解説文

　本CQに対して文献検索を行ったところ，PubMed：89編，Cochrane：58編，医中誌：1編が一次スクリーニングされた。二次スクリーニングによりサーベイランスを比較対照とする研

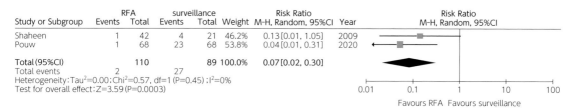

Study or Subgroup	RFA Events	Total	surveillance Events	Total	Weight	Risk Ratio M-H, Random, 95%CI	Year
Shaheen	1	42	4	21	46.2%	0.13[0.01, 1.05]	2009
Pouw	1	68	23	68	53.8%	0.04[0.01, 0.31]	2020
Total(95%CI)		110		89	100.0%	0.07[0.02, 0.30]	
Total events	2		27				

Heterogeneity:Tau²=0.00;Chi²=0.57, df=1 (P=0.45) ;I²=0%
Test for overall effect:Z=3.59(P=0.0003)

Favours RFA Favours surveillance

図 1：RFA とサーベイランスとの比較

究を抽出し，4 編のランダム化比較試験に関連する 11 編の論文に対して定性的システマティックレビューを行った[1-11]。ランダム化比較試験は 4 編のみであるが，それぞれ欧米からの質の高いランダム化比較試験である。内視鏡治療の内容としては，ラジオ波焼灼術（RFA）が 2 編，アルゴンプラズマ凝固療法（APC）が 2 編であり，全て欧米からの研究であった。なお，HGDまたは EAC 発生率，偶発症発生率，費用対効果をアウトカムとして検討を行った。

　RFA に関しては，ランダム化比較試験に基づく 2 編の論文が抽出され[1,9]，1 編の対象が「少なくとも 1 個の LGD を伴うバレット食道」であり，もう 1 編の対象が「dysplastic Barrett's esophagus」であった。両者から HGD もしくは EAC の発生率を抽出してメタアナリシスを施行したところ，RFA を行った場合の EAC＋HGD 発生リスク比は RR：0.07［95%CI：0.02-0.30］と，サーベイランスに比べて EAC＋HGD 発生は有意に低かった（図 1）。

　APC に関しては，ランダム化比較試験に基づく 2 編の論文が抽出された[4,6]。こちらは背景のバレット食道が異なり，1 編の対象が「nondysplastic もしくは LGD を伴うバレット食道」であり，もう 1 編の対象が「high grade intraepithelial neoplasia もしくは粘膜内癌を内視鏡的に根治切除したバレット食道」であった。対象が異なっており，両者で発癌リスクが異なると考えられたため，メタアナリシスを施行しなかった。HGD もしくは EAC の発生率をアウトカムとしたところ，前者では有意差を認めなかったが，後者では APC 群の HGD＋EAC 発生率はサーベイランス群に比べて有意に低かった。

　上述のランダム化比較試験のみでは十分な情報を得ることができなかったため，一次スクリーニングで残った論文から偶発症に関連する論文を抽出し，7 編のランダム化比較試験[5,12-17]と 6 編の観察研究[18-23]を評価した。RFA による偶発症の頻度は狭窄 0〜13.6%，穿孔 0〜26.9%，出血 0.8〜8.3% であり，穿孔はいずれも保存的に治療可能であった。いずれの偶発症も頻度が報告により大きく異なっていたが，比較的大規模なアメリカ（n=857）[22]とイギリス（n=508）[23]からの観察研究の結果をみると，前者では狭窄 6.1%，出血 0.9%，後者では狭窄 7.9% であった。

　治療コストに関しては，ランダム化比較試験に基づく 1 編の論文が抽出された[3]。RFA を受けた患者は平均 13,503 ドルの費用が発生したのに対し，対照群では 2,236 ドルであった。HGDや EAC の治療に 40,915 ドル以上かかるとすると，RFA は費用対効果に優れていると結論づけられている。ただし，この検討はオランダからの報告であり，わが国と治療コストが異なることに留意が必要である。

　上記のメタアナリシスから，dysplasia を認めるバレット食道に関しては，RFA を行うことにより発癌を抑制することができると考えられる。実際に，2020 年にアップデートされたアメリカ消化器病学会（AGA）のエキスパートレビューでは，HGD または粘膜内癌に対して内視鏡治療を行った後に，背景のバレット食道に対して内視鏡的焼灼術を行うことが推奨されている[24]。一方，HGD や EAC を伴わない LGD に対して RFA による内視鏡治療が有用であるもの

の，現状では内視鏡治療とともに慎重なサーベイランスも許容されると記載されている。

　バレット食道に対する内視鏡治療としては，上述の RFA や APC 以外にも，内視鏡的切除術や光線力学的療法，凍結療法などが行われている。今回のメタアナリシスでは，内視鏡治療の有用性を評価する上ではサーベイランスとの比較が重要と考え，サーベイランスと比較したランダム化比較試験が報告されている RFA と APC のみに対してシステマティックレビューを行った。上記のエキスパートレビューでも，サーベイランスに比べて有用性が示されており，多数の報告がある RFA が第 1 選択とされている。ステップワイズ内視鏡的切除術も行われているものの，RFA と比較した報告では 88% もの症例で狭窄が認められており，高い狭窄率が問題とされている[17]。

　前述のように，RFA の有効性に関してはエビデンスレベルが高いが，バレット食道は長さによって発癌率が異なることが報告されており，欧米では最大長 3 cm 以上の LSBE が多いが，わが国では SSBE がほとんどを占め，背景が大きく異なっている。さらに，RFA はわが国では行われておらず，今回システマティックレビューに用いた報告は全て海外からの報告であり，わが国からのエビデンスはほとんどない。

　以上から，益と害のバランス，エビデンスの強さ，患者の希望などを勘案し，「バレット食道そのものに対して発癌予防目的に内視鏡治療を行わないことを弱く推奨する」とした。

参考文献 ────────────────────────────────

1）Pouw RE, et al: Radiofrequency ablation for low-grade dysplasia in Barrett's esophagus: long-term outcome of a randomized trial. Gastrointest Endosc. 2020; 92(3): 569-74.

2）Rosmolen WD, et al: Impact of ablation of Barrett's esophagus with low-grade dysplasia on patients' illness perception and quality of life: a multicenter randomized trial. Gastrointest Endosc. 2019; 90(2): 215-21.

3）Phoa KN, et al: The cost-effectiveness of radiofrequency ablation for Barrett's esophagus with low-grade dysplasia: results from a randomized controlled trial (SURF trial). Gastrointest Endosc. 2017; 86(1): 120-9.

4）Manner H, et al: Ablation of residual Barrett's epithelium after endoscopic resection: a randomized long-term follow-up study of argon plasma coagulation vs. surveillance (APE study). Endoscopy. 2014; 46(1): 6-12.

5）Phoa KN, et al: Radiofrequency ablation vs endoscopic surveillance for patients with Barrett esophagus and low-grade dysplasia: a randomized clinical trial. JAMA. 2014; 311(12): 1209-17.

6）Sie C, et al: Argon plasma coagulation ablation versus endoscopic surveillance of Barrett's esophagus: late outcomes from two randomized trials. Endoscopy. 2013; 45(11): 859-65.

7）Shaheen NJ, et al: Quality of life following radiofrequency ablation of dysplastic Barrett's esophagus. Endoscopy. 2010; 42(10): 790-9.

8）Bright T, et al: Prospective randomized trial of argon plasma coagulation ablation versus endoscopic surveillance of Barrett's esophagus in patients treated with antisecretory medication. Dig Dis Sci. 2009; 54(12): 2606-11.

9）Shaheen NJ, et al: Radiofrequency ablation in Barrett's esophagus with dysplasia. N Engl J Med. 2009; 360(22): 2277-88.

10）Bright T, et al: Randomized trial of argon plasma coagulation versus endoscopic surveillance for barrett esophagus after antireflux surgery: late results. Ann Surg. 2007; 246(6): 1016-20.

11）Ackroyd R, et al: Prospective randomized controlled trial of argon plasma coagulation ablation vs. endoscopic surveillance of patients with Barrett's esophagus after antireflux surgery. Gastrointest Endosc. 2004; 59(1): 1-7.

12）Belghazi K, et al: Self-sizing radiofrequency ablation balloon for eradication of Barrett's esophagus: results of an international multicenter randomized trial comparing 3 different treatment regimens. Gastrointest

Endosc. 2019; 90(3): 415-23.

13) Peerally MF, et al: Radiofrequency ablation compared with argon plasma coagulation after endoscopic resection of high-grade dysplasia or stage T1 adenocarcinoma in Barrett's esophagus: a randomized pilot study (BRIDE). Gastrointest Endosc. 2019; 89(4): 680-9.

14) Pouw RE, et al: Simplified versus standard regimen for focal radiofrequency ablation of dysplastic Barrett's oesophagus: a multicentre randomised controlled trial. Lancet Gastroenterol Hepatol. 2018; 3(8): 566-74.

15) van Vilsteren FG, et al: Circumferential balloon-based radiofrequency ablation of Barrett's esophagus with dysplasia can be simplified, yet efficacy maintained, by omitting the cleaning phase. Clin Gastroenterol Hepatol. 2013; 11(5): 491-8.

16) Shaheen NJ, et al: Durability of radiofrequency ablation in Barrett's esophagus with dysplasia. Gastroenterology. 2011; 141(2): 460-8.

17) van Vilsteren FG, et al: Stepwise radical endoscopic resection versus radiofrequency ablation for Barrett's oesophagus with high-grade dysplasia or early cancer: a multicentre randomised trial. Gut. 2011; 60(6): 765-73.

18) van Munster SN, et al: Focal cryoballoon versus radiofrequency ablation of dysplastic Barrett's esophagus: impact on treatment response and postprocedural pain. Gastrointest Endosc. 2018; 88(5): 795-803.

19) Ertan A, et al: Photodynamic therapy vs radiofrequency ablation for Barrett's dysplasia: efficacy, safety and cost-comparison. World J Gastroenterol. 2013; 19(41): 7106-13.

20) Alvarez Herrero L, et al: Endoscopic radiofrequency ablation combined with endoscopic resection for early neoplasia in Barrett's esophagus longer than 10 cm. Gastrointest Endosc. 2011; 73(4): 682-90.

21) Sharma VK, et al: A prospective pilot trial of ablation of Barrett's esophagus with low-grade dysplasia using stepwise circumferential and focal ablation (HALO system). Endoscopy. 2008; 40(5): 380-7.

22) Li N, et al: Effects of preceding endoscopic mucosal resection on the efficacy and safety of radiofrequency ablation for treatment of Barrett's esophagus: results from the United States Radiofrequency Ablation Registry. Dis Esophagus. 2016; 29(6): 537-43.

23) Haidry RJ, et al: Improvement over time in outcomes for patients undergoing endoscopic therapy for Barrett's oesophagus-related neoplasia: 6-year experience from the first 500 patients treated in the UK patient registry. Gut. 2015; 64(8): 1192-9.

24) Sharma P, et al: AGA clinical update on endoscopic treatment of Barrett's esophagus with dysplasia and/or early cancer: Expert review. Gatroenterology. 2020; 158(3): 760-9.

Quality Indicator による食道癌診療の実態に関する調査

　日本食道学会ではこれまで，2002 年から 5 年ごとに食道癌診療ガイドラインを発刊してきた。本ガイドラインは，わが国において標準治療を広く医療現場に周知して適切に普及することを目的としており，医療の実態およびガイドラインの普及率を把握することは重要である。そこで 2019 年 10 月，2020 年 1 月にその時点における重要な Quality Indicator（QI）31 項目を策定し，その実施状況調査を National Clinical Database（NCD）食道癌全国登録 373 施設を対象に行った。本項ではその結果を収載し，QI 実施状況が本書発刊後にどのように変化するかを注視していく。

解析結果（cStage は全て食道癌取扱い規約第 12 版に準拠します）

(1) 疫学		
1	食道癌を根治した患者に対して禁煙の継続を指導している	
	a．はい	87.6%（233/266）
	b．いいえ	12.4%（33/266）
2	食道癌を根治した患者に対して禁酒の継続を指導している	
	a．はい	58.6%（156/266）
	b．いいえ	42.1%（112/266）
	留意点：a，b は複数回答 2 例を含む	
(2) 内視鏡治療		
1	周在性が 3/4 周を超える食道癌に対して内視鏡切除を行った場合に狭窄予防を	
	a．行っていない	13.5%（34/252）
	b．行っている	81.3%（205/252）
	c．その他	5.2%（13/252）
2	狭窄予防を行っている場合，主に何を使用していますか？	
	a．ステロイド局注法	82.1%（192/234）
	b．ステロイド内服	30.8%（72/234）
	c．予防的バルーン拡張術	14.1%（33/234）
	d．その他	5.1%（12/234）
	留意点：a は複数回答 60 例，b は複数回答 47 例，c は複数回答 23 例，d は複数回答 3 例を含む	
3	発癌の既往のない SSBE が発見された場合，SSBE に対して内視鏡検査によるサーベイランスを	
	a．行っていない	31.9%（82/257）
	b．1 年毎に行っている	43.2%（111/257）

	c. 2年毎に行っている	1.6%（4/257）
	d. 3年毎に行っている	0.4%（1/257）
	e. 行っているが，サーベイランス間隔は4年以上	0%（0/257）
	f. 行っているが，サーベイランス間隔は決めていない	21%（54/257）
	g. その他	2.3%（6/257）
	留意点：b, c は複数回答1例を含む	
4	発癌の既往のない LSBE が発見された場合，LSBE に対して内視鏡検査によるサーベイランスを	
	a. 行っていない	9.1%（23/253）
	b. 1年毎に行っている	78.3%（198/253）
	c. 2年毎に行っている	1.2%（3/253）
	d. 3年毎に行っている	0%（0/253）
	e. 行っているが，サーベイランス間隔は4年以上	0%（0/253）
	f. 行っているが，サーベイランス間隔は決めていない	9.1%（23/253）
	g. その他	2.8%（7/253）
	留意点：b, g は複数回答1例を含む	
5	発癌の既往のない LSBE にサーベイランスを行う際に，シアトルプロトコールにしたがって2 cm 毎にランダム生検を行っていますか？	
	a. シアトルプロトコールには従わず，Target biopsy を行っている	86.0%（209/243）
	b. シアトルプロトコールにしたがってランダム生検を行っている	4.9%（12/243）
	c. その他	9.1%（22/243）
6	発癌の既往のない LSBE と SSBE でサーベイランス間隔を	
	a. 変えている	50.4%（123/244）
	b. 変えていない	49.6%（121/244）
7	バレット食道の発癌予防目的に薬物療法を	
	a. 行っている	8.0%（20/251）
	b. 行っていない	89.2%（224/251）
	c. その他	2.8%（7/251）
8	内視鏡治療後の SSBE に対してサーベイランスを	
	a. 行っていない	9.9%（25/252）
	b. 1年毎に行っている	78.6%（198/252）
	c. 2年毎に行っている	0.8%（2/252）
	d. 3年毎に行っている	0%（0/252）
	e. 行っているが，サーベイランス間隔は4年以上	0%（0/252）
	f. 行っているが，サーベイランス間隔は決めていない	7.5%（19/252）
	g. その他	4.0%（10/252）
	留意点：a, g は複数回答1例，b は複数回答2例を含む	

9	内視鏡治療後の LSBE に対してサーベイランスを		
	a. 行っていない		3.6%（9/252）
	b. 1 年毎に行っている		83.7%（211/252）
	c. 2 年毎に行っている		0.8%（2/252）
	d. 3 年毎に行っている		0%（0/252）
	e. 行っているが，サーベイランス間隔は 4 年以上		0%（0/252）
	f. 行っているが，サーベイランス間隔は決めていない		5.6%（14/252）
	g. その他		6.7%（17/252）
	留意点：b, g は複数回答 1 例を含む		
10	内視鏡治療後の LSBE に対して治療を行っていますか？		
	a. 行っていない		96.4%（243/252）
	b. RFA を行っている		0%（0/252）
	c. APC を行っている		0.4%（1/252）
	d. その他の ablation を行っている		0.4%（1/252）
	e. Stepwise EMR を行っている		0%（0/252）
	f. Stepwise ESD を行っている		1.2%（3/252）
	h. その他の治療を行っている		2.4%（6/252）
	留意点：a は複数回答 2 例，c, h は複数回答 1 例を含む		

(3) 予防的頸部リンパ節郭清

1	予防的頸部リンパ節（[104R]，[104L]）郭清を，cStage Ⅰ胸部上部食道癌に対して	
	a. 原則行わない	26.3%（68/259）
	b. 半数以下に行っている	17.8%（46/259）
	c. 半数以上に行っている	56.0%（145/259）
2	予防的頸部リンパ節（[104R]，[104L]）郭清を，上縦隔リンパ節転移（＋）の cStage Ⅱ，Ⅲ胸部上部食道癌に対して	
	a. 原則行わない	3.1%（8/261）
	b. 半数以下に行っている	9.2%（24/261）
	c. 半数以上に行っている	87.7%（229/261）
3	予防的頸部リンパ節（[104R]，[104L]）郭清を，上縦隔リンパ節転移（－）の cStage Ⅱ，Ⅲ胸部上部食道癌に対して	
	a. 原則行わない	11.5%（28/243）
	b. 半数以下に行っている	16.5%（40/243）
	c. 半数以上に行っている	72.0%（175/243）
4	予防的頸部リンパ節（[104R]，[104L]）郭清を，cStage Ⅰ胸部中部食道癌に対して	
	a. 原則行わない	39.3%（96/244）
	b. 半数以下に行っている	20.9%（51/244）
	c. 半数以上に行っている	39.8%（97/244）

5	予防的頸部リンパ節（[104R]，[104L]）郭清を，上縦隔リンパ節転移（＋）の cStage Ⅱ，Ⅲ胸部中部食道癌に対して	
	a. 原則行わない	4.5%（11/244）
	b. 半数以下に行っている	13.9%（34/244）
	c. 半数以上に行っている	81.6%（199/244）
6	予防的頸部リンパ節（[104R]，[104L]）郭清を，上縦隔リンパ節転移（−）の cStage Ⅱ，Ⅲ胸部中部食道癌に対して	
	a. 原則行わない	20.0%（49/245）
	b. 半数以下に行っている	22.4%（55/245）
	c. 半数以上に行っている	57.6%（141/245）
7	予防的頸部リンパ節（[104R]，[104L]）郭清を，cStageⅠ胸部下部食道癌に対して	
	a. 原則行わない	75.9%（186/245）
	b. 半数以下に行っている	10.2%（25/245）
	c. 半数以上に行っている	13.9%（34/245）
8	予防的頸部リンパ節（[104R]，[104L]）郭清を，上縦隔リンパ節転移（＋）の cStageⅡ，Ⅲ胸部下部食道癌に対して	
	a. 原則行わない	20.1%（49/244）
	b. 半数以下に行っている	15.2%（37/244）
	c. 半数以上に行っている	64.8%（158/244）
9	予防的頸部リンパ節（[104R]，[104L]）郭清を，上縦隔リンパ節転移（−）の cStage Ⅱ，Ⅲ胸部下部食道癌に対して	
	a. 原則行わない	49.8%（122/245）
	b. 半数以下に行っている	21.6%（53/245）
	c. 半数以上に行っている	28.6%（70/245）

(4) 食道胃接合部腺癌の術前補助療法

1	cStage Ⅱ，Ⅲ食道胃接合部腺癌に対して術前補助療法を	
	a. 原則行わない	36.8%（96/261）
	b. 半数以下に行っている	29.9%（78/261）
	c. 半数以上に行っている	33.3%（87/261）
2	cStage Ⅱ，Ⅲ食道胃接合部腺癌に対して術前化学療法を行う場合，その治療レジメンは，	
	a. S−1＋シスプラチン	35.0%（82/234）
	b. S−1＋オキサリプラチン	40.6%（95/234）
	c. 5−FU＋シスプラチン	18.8%（44/234）
	d. その他	11.5%（27/234）
	留意点：a は複数回答 13 例，b は複数回答 11 例，c は複数回答 1 例，d は複数回答 2 例を含む	

(5) 術後補助療法			
1	cStage Ⅱ，Ⅲ食道癌に術前補助療法＋手術療法を行った場合，術後化学療法を，		
	a. 原則行わない		65.0%（169/260）
	b. 半数以下に行っている		20.0%（52/260）
	c. 半数以上に行っている		15.4%（40/260）
	留意点：a，b は複数回答 1 例を含む		
2	cStage Ⅱ，Ⅲ食道癌に術前補助療法＋手術療法を行った症例で，術後化学療法を行う場合		
	a. pN（＋）の場合，術後化学療法を行う		88.0%（147/167）
	b. pN に関わらず，術後化学療法を行う		12.6%（21/167）
	留意点：a，b は複数回答 1 例を含む		
3	cStage Ⅱ，Ⅲ食道癌に術前補助療法＋手術療法を行った症例で，術後化学療法を行う場合		
	a. 術前補助療法の治療効果が Grade 1 以上の場合，術後化学療法を行う		32.7%（51/156）
	b. 術前補助療法の治療効果に関わらず，術後化学療法を行う		67.9%（106/156）
	留意点：a，b は複数回答 1 例を含む		
4	cStage Ⅱ，Ⅲ食道癌に術前補助療法＋手術療法を行った症例で，術後化学療法を行う場合，その治療レジメンは		
	a. S1-based		41.7%（73/175）
	b. FP-based		55.4%（97/175）
	c. その他		6.3%（11/175）
	留意点：a は複数回答 5 例，b は複数回答 4 例，c は複数回答 2 例を含む		
(6) 化学放射線療法後追加化学療法			
1	cStage Ⅰ食道癌に対して根治的化学放射線療法後に完全奏効を得た場合，追加化学療法を		
	a. 原則行っていない		77.3%（201/260）
	b. 原則行っている		22.7%（59/260）
2	cStage Ⅱ，Ⅲ食道癌に対して根治的化学放射線療法後に完全奏効を得た場合，追加化学療法を		
	a. 原則行っていない		36.9%（96/260）
	b. 原則行っている		63.1%（164/260）
3	cStage ⅣA 食道癌に対して根治的化学放射線療法後に完全奏効を得た場合，追加化学療法を		
	a. 原則行っていない		25.8%（67/260）
	b. 原則行っている		74.2%（193/260）
(7) 緩和的放射線療法			
1	通過障害がある cStage ⅣB 食道癌に対して緩和的放射線療法（または化学放射線療法）を		
	a. 原則行っていない		32.1%（80/249）
	b. 原則行っている		67.9%（169/249）

X
附

附2　占居部位　location of the lesion

1　食道の定義

食道とは食道入口部から食道胃接合部までをいう。食道入口部は輪状軟骨の下縁のレベルに一致する。食道胃接合部（esophagogastric junction：EGJ）の判定方法は後述する（食道癌取扱い規約第12版42頁）。

2　食道の区分

食道は頸部食道 Ce，胸部食道 Te，食道胃接合部領域 Jz から構成される（図）[註1,2]。
食道 E には下咽頭 Ph と胃 G が隣接する。

頸部食道（Ce）cervical esophagus：食道入口部より胸骨上縁まで
胸部食道（Te）thoracic esophagus：胸骨上縁から食道胃接合部より2 cm 頭側まで
　胸部上部食道（Ut）upper thoracic esophagus：胸骨上縁より気管分岐部下縁まで
　胸部中部食道（Mt）middle thoracic esophagus：気管分岐部下縁より食道胃接合部までを2等分した上半分
　胸部下部食道（Lt）lower thoracic esophagus：気管分岐部下縁より食道胃接合部までを2等分した下半分の中の食道胃接合部より2 cm 頭側まで
食道胃接合部領域（Jz）zone of the esophagogastric junction：食道胃接合部の上下2 cmの部位

註1）食道造影がない場合には，CT において，下肺静脈より1 cm 肛門側を Mt と Lt の境界の目安とする。
註2）食道裂孔ヘルニアにて Jz が胸腔に及ぶ場合は，Jz の範囲を優先し残りの範囲を Lt とする。

3　占居部位の記載法の原則

内視鏡しか行っていない場合にも可能なかぎり占居部位を特定して記載する。
腫瘍中心（最深部）を腫瘍の主占居部位とする。
癌腫が2領域以上に及ぶ場合，主占居部位は癌の壁深達度が最深部の占居部位をとる。最深部の判定が困難な場合は癌腫の中心を主占居部位とする。
癌腫の壁深達度の深い順に占居部位を記載する。判定が困難な場合は広い順に記載する。
例：MtLt, LtJzG, CePh
食道胃接合部癌の場合（食道癌取扱い規約第12版50頁参照）
　①腫瘍中心（最深部）により E，EG，E=G，GE，G を記載する。
　②最深部の食道胃接合部（EGJ）からの位置（−2 cm，＋1 cm 等）を記載する。
　③口側および肛門側の浸潤長を EGJ からの距離（cm）で記載する。
　④バレット食道，食道裂孔ヘルニアの有無を記載する。

（日本食道学会編：臨床・病理　食道癌取扱い規約第12版．より引用）

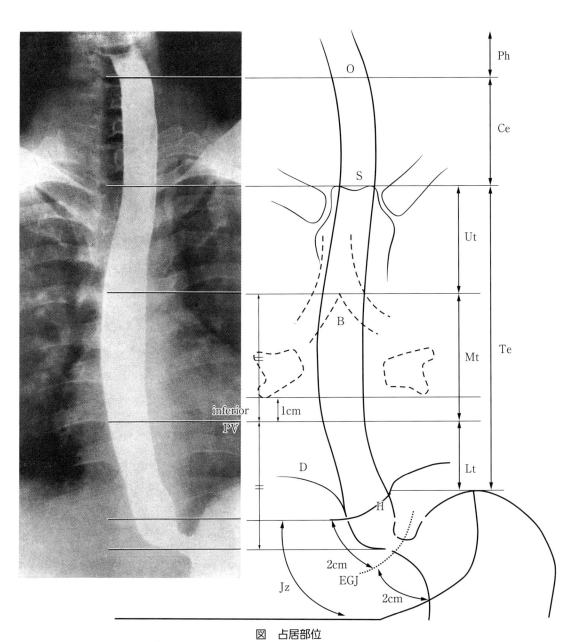

図　占居部位

O：食道入口部 esophageal orifice
S：胸骨上縁 superior margin of the sternum
B：気管分岐部下縁 tracheal bifurcation
PV：下肺静脈 pulmonary vein

D：横隔膜 diaphragm
EGJ：食道胃接合部 esophagogastric junction
H：食道裂孔 esophageal hiatus
Jz：食道胃接合部領域

附3 壁深達度 depth of tumor invasion（T）

1 壁深達度分類

TX 原発巣の壁深達度が判定不可能

T0 原発巣としての癌腫を認めない

T1 表在癌（原発巣が粘膜内もしくは粘膜下層にとどまる病変)[註1]

  T1a 原発巣が粘膜内にとどまる病変[註2]

    T1a-EP 癌腫が粘膜上皮内にとどまる病変（Tis）

    T1a-LPM 癌腫が粘膜固有層にとどまる病変

    T1a-MM 癌腫が粘膜筋板に達する病変

  T1b 原発巣が粘膜下層にとどまる病変（SM)[註3]

    T1b-SM1 粘膜下層を3等分し，上1/3にとどまる病変

    T1b-SM2 粘膜下層を3等分し，中1/3にとどまる病変

    T1b-SM3 粘膜下層を3等分し，下1/3に達する病変

T2 原発巣が固有筋層にとどまる病変（MP）

T3 原発巣が食道外膜に浸潤している病変（AD)[註4]

T4 原発巣が食道周囲臓器に浸潤している病変（AI)[註5,6,7]

註1）表在癌（**図**）：癌腫の壁深達度が粘膜下層までにとどまるものを表在癌 superficial carcinoma と呼ぶ。リンパ節転移の有無を問わない。
    例：表在癌：T1aNXMX, T1bN1M0

註2）早期癌：原発巣の壁深達度が粘膜内にとどまる食道癌を早期食道癌 early carcinoma of the esophagus と呼ぶ。リンパ節転移の有無を問わない。
    例：早期癌：T1aNXMX

註3）内視鏡的に切除された標本では粘膜下層を3等分することが困難であるため，粘膜筋板から $200\,\mu m$ 以内の粘膜下層にとどまる病変を T1b-SM1 とし，粘膜筋板から $200\,\mu m$ を超える粘膜下層に浸潤する病変をすべて T1b-SM2 とする（SM3 は定義されない）。
食道ないし食道胃接合部に発生する腺癌においては，粘膜筋板から $500\,\mu m$ を超える粘膜下層に浸潤する病変をすべて T1b-SM2 とする。
pT1b 癌では粘膜筋板下端からの浸潤距離を測定する。
ただし，浸潤距離の記載は内視鏡切除検体のみに適用する。
    例：pT1b-SM2（$600\,\mu m$）

註4）T3 の亜分類は臨床診断のみで記載する。（規約 15 頁参照）
T3r：切除可能（画像上，他臓器浸潤が否定的なもの）
T3br：切除可能境界（画像上，他臓器浸潤が否定できないもの）
浸潤が疑わしい臓器を記載する。
    ＊合併切除可能な pT4a に該当する隣接臓器に対しては，cT3r もしくは cT4 のどちらかとなり cT3br は用いない。
    心膜，胸管，奇静脈，神経，腹膜など画像にて浸潤診断が困難な場合は cT3r とする。
    例：cT3br（気管）

註5）T4 の亜分類は病理診断でのみ使用し，臨床診断では記載しない。（規約 15 頁参照）

図　食道表在癌の壁深達度亜分類

　　　pT4a　心膜，横隔膜，肺，胸管，奇静脈，神経，胸膜，腹膜，甲状腺
　　　pT4b　大動脈（大血管），気管，気管支，肺静脈，肺動脈，椎体
註6）原発巣が浸潤した臓器を明記する。
　　　例：cT4（肺），cT4（大動脈），pT4a（肺），pT4b（気管）
註7）リンパ節転移巣が食道以外の臓器に浸潤した場合はT4扱いとし，「T4（転移リンパ節番号-浸潤臓器）」
　　　の順に記載する。
　　　例：T4b（No.112aoA-大動脈）
註8）癌の導管内進展はpT1a-EPとする。導管外に浸潤している場合は，浸潤している層をもってその深達
　　　度とする。
註9）術前治療によって，増殖し得ると判断される癌細胞 viable cancer cell がない場合はT0とし，進行度に
　　　ついてはT1aと同等に扱う。ただし，総合所見は規約3頁表1-2註）を参照。
　　　例：CRT-pT0，N0，M0，CRT-pStage 0
註10）食道腺癌の深達度分類について
　　　頸部（Ce）・胸部（Te）食道腺癌については「1 壁深達度分類」に準ずる。
　　　食道胃接合部癌（腺癌）については，『胃癌取扱い規約』に準じ以下のように分類する。
　　　TX　癌の浸潤の深さが不明なもの
　　　T0　癌がない
　　　T1　癌の局在が粘膜（M）または粘膜下組織（SM）にとどまるもの
　　　　T1a　癌が粘膜にとどまるもの（M）
　　　　　T1a-SMM　癌腫が円柱上皮層または浅層粘膜筋板にとどまる病変
　　　　　T1a-LPM　癌腫が浅層粘膜筋板を越えるが，深層粘膜筋板に達しない病変
　　　　　T1a-DMM　深層粘膜筋板に浸潤する病変[註11]
　　　　T1b　癌の浸潤が粘膜下組織にとどまるもの（SM）
　　　T2　癌の浸潤が粘膜下組織を越えているが，固有筋層にとどまるもの（MP）
　　　T3　癌の浸潤が固有筋層を越えているが，漿膜下組織にとどまるもの（SS）
　　　T4　癌の浸潤が漿膜表面に接しているかまたは露出，あるいは他臓器に及ぶもの
　　　　T4a　癌の浸潤が漿膜表面に接しているか，またはこれを破って腹腔に及ぶもの，露出しているも
　　　　　の（SE）
　　　　T4b　癌の浸潤が直接他臓器まで及ぶもの（AI/SI）
註11）粘膜筋板の二層化がみられる場合は深層粘膜筋板（DMM）を本来の粘膜筋板として扱う。
　　　T1a-DMMと記載する。食道腺癌でも粘膜筋板の二重化がみられない場合はT1a-MMと記載する。

（日本食道学会編：臨床・病理　食道癌取扱い規約第12版．より引用）

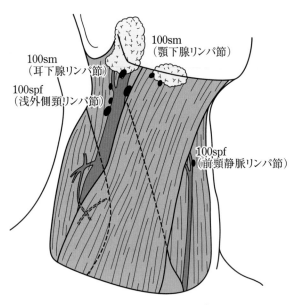

図1 頸部の浅在性リンパ節

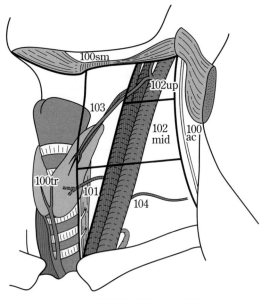

図2 頸部の深在性リンパ節

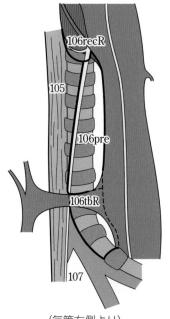

（気管右側より）

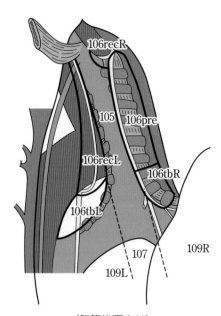

（気管後面より）

図3 胸部気管リンパ節

（日本食道学会編：臨床・病理 食道癌取扱い規約第12版．より引用）

占居部位別領域リンパ節分類

占居部位	領域リンパ節	M1a	M1b
頸部 Ce	頸部：100，101，102mid，104 縦隔：105*，106rec*	なし	その他のリンパ節
胸部 Te	頸部：101 縦隔：105，106rec，106tbL，107，108，109， 110，111，112aoA，112pul 腹部：1，2，3a，7，8a，9，11p，19，20	104	102 106pre，106tbR，112aoP 16，その他のリンパ節
食道胃接合部 領域 Jz	頸部： 縦隔：105，106rec，106tbL，107，108，109， 110，111，112aoA，112pul 腹部：1，2，3a，3b，4sa，4sb，4d，5，6，7， 8a，9，10，11p，11d，19，20	101，104 16	その他のリンパ節

註）＊を付したリンパ節は頸部から郭清できる範囲のものとする。

1　リンパ節転移の程度　grading of lymph node metastasis（N）

NX：領域リンパ節転移の有無が不明である。

N0　：領域リンパ節転移なし。

N1　：1～2個の領域リンパ節に転移あり。

N2　：3～6個の領域リンパ節に転移あり。

N3　：7個以上の領域リンパ節に転移あり。

リンパ節転移の手術所見は術中の肉眼所見，超音波検査などの術中画像所見，摘出リンパ節の肉眼所見ならびに術中迅速病理組織検査所見を総合して判定する。

なお，組織学的リンパ節転移の程度を判定する場合は，頸部胸部食道癌では D2，接合部癌においては D1+α 以上の郭清が実施されていることが望ましい。

（日本食道学会編：臨床・病理 食道癌取扱い規約第 12 版．より引用）

X

附

TNM 分類 (1997年：第5版)

食道

病期分類	T	N	M
0 期	Tis	N0	M0
I 期	T1	N0	M0
II A 期	T2	N0	M0
	T3	N0	M0
II B 期	T1	N1	M0
	T2	N1	M0
III 期	T3	N1	M0
	T4	N に関係なく	M0
IV 期	T, N に関係なく		M1
IV A 期	T, N に関係なく		M1a
IV B 期	T, N に関係なく		M1b

T-原発腫瘍

- TX　原発腫瘍の評価が不可能
- T0　原発腫瘍を認めない
- Tis　上皮内癌
- T1　粘膜固有層または粘膜下層に浸潤する腫瘍
- T2　固有筋層に浸潤する腫瘍
- T3　外膜に浸潤する腫瘍
- T4　周囲組織に浸潤する腫瘍

N-所属リンパ節

- NX　所属リンパ節の転移の評価が不可能
- N0　所属リンパ節転移なし
- N1　所属リンパ節転移あり

M-遠隔臓器転移

- MX　遠隔転移の評価が不可能
- M0　遠隔転移なし
- M1　遠隔転移あり
- 胸部上部食道腫瘍の場合
  - M1a　頸部リンパ節への転移
  - M1b　他の遠隔転移
- 胸部中部食道腫瘍の場合
  - M1a　該当なし
  - M1b　所属リンパ節以外のリンパ節転移，または他の遠隔転移
- 胸部下部食道腫瘍
  - M1a　腹腔動脈周囲リンパ節への転移
  - M1b　他の遠隔転移

（UICC：TNM 悪性腫瘍の分類，第5版．1997年より引用）

食道

病期分類	T	N	M
0 期	Tis	N0	M0
I 期	T1	N0	M0
II A 期	T2, T3	N0	M0
II B 期	T1, T2	N1	M0
III 期	T3	N1	M0
	T4	N に関係なく	M0
IV 期	T, N に関係なく		M1
IV A 期	T, N に関係なく		M1a
IV B 期	T, N に関係なく		M1b

T-原発腫瘍

- TX　原発腫瘍の評価が不可能
- T0　原発腫瘍を認めない
- Tis　上皮内癌
- T1　粘膜固有層または粘膜下層に浸潤する腫瘍
- T2　固有筋層に浸潤する腫瘍
- T3　外膜に浸潤する腫瘍
- T4　周囲組織に浸潤する腫瘍

N-所属リンパ節

- NX　所属リンパ節の転移の評価が不可能
- N0　所属リンパ節転移なし
- N1　所属リンパ節転移あり

M-遠隔臓器転移

- MX　遠隔転移の評価が不可能
- M0　遠隔転移なし
- M1　遠隔転移あり
  - 胸部上部食道腫瘍の場合
    - M1a　頸部リンパ節への転移
    - M1b　他の遠隔転移
  - 胸部中部食道腫瘍の場合
    - M1a　該当なし
    - M1b　所属リンパ節以外のリンパ節転移，または他の遠隔転移
  - 胸部下部食道腫瘍
    - M1a　腹腔動脈周囲リンパ節への転移
    - M1b　他の遠隔転移

（UICC：TNM 悪性腫瘍の分類，第 6 版. 2002 年より引用）

X

附

食道と食道胃接合部

病期分類	T	N	M
0 期	Tis	N0	M0
Ⅰ A 期	T1	N0	M0
Ⅰ B 期	T2	N0	M0
Ⅱ A 期	T3	N0	M0
Ⅱ B 期	T1，T2	N1	M0
Ⅲ A 期	T4a	N0	M0
	T3	N1	M0
	T1，T2	N2	M0
Ⅲ B 期	T3	N2	M0
Ⅲ C 期	T4a	N1，N2	M0
	T4b	N に関係なく	M0
	T に関係なく	N3	M0
Ⅳ 期	T に関係なく	N に関係なく	M1

T－原発腫瘍

TX　　原発腫瘍の評価が不可能

T0　　原発腫瘍を認めない

Tis　　上皮内癌/高度異形成

T1　　粘膜固有層，粘膜筋板，または粘膜下層に浸潤する腫瘍

　　　T1a　粘膜固有層または粘膜筋板に浸潤する腫瘍

　　　T1b　粘膜下層に浸潤する腫瘍

T2　　固有筋層に浸潤する腫瘍

T3　　外膜に浸潤する腫瘍

T4　　周囲組織に浸潤する腫瘍

　　　T4a　胸膜，心膜，横隔膜に浸潤する腫瘍

　　　T4b　大動脈，椎体，気管など他の周囲組織に浸潤する腫瘍

N－所属リンパ節

NX　　所属リンパ節の転移の評価が不可能

N0　　所属リンパ節転移なし

N1　　1-2 個の所属リンパ節に転移あり

N2　　3-6 個の所属リンパ節に転移あり

N3　　7 個以上の所属リンパ節に転移あり

M－遠隔臓器転移

M0　　遠隔転移なし

M1　　遠隔転移あり

所属リンパ節

　所属リンパ節は，原発部位にかかわらず，腹腔動脈リンパ節や頸部食道傍リンパ節を含む食道のリンパ流領域にあるリンパ節であるが，鎖骨上リンパ節は含まない。

転移 壁深達度	N0	N1	N2	N3	M1
Tis	0				
T1	ⅠA	ⅡB	ⅢA	ⅢC	Ⅳ
T2	ⅠB				
T3	ⅡA	ⅢA	ⅢB		
T4a	ⅢA				
T4b	ⅢC				

TNM の特徴

・食道＋胃接合部癌の規約である

・リンパ節 grade は個数 1-2，3-6，7-

・鎖骨上リンパ節は M1

・T4 を切除可能 T4a と切除不能 T4b に分けた

（UICC：TNM 悪性腫瘍の分類，第 7 版．2009 年より引用）

附9 リンパ節郭清術　Lymph node dissection

1. リンパ節郭清術の定義

2領域：縦隔＋腹部を郭清した場合

　　　　No. 101, 105, 106rec, 106tbL, 107, 108, 109, 110, 111, 112aoA, 112pul, 1, 2, 3, 7, 8a, 9, 11p（ただし No. 106tbL, 111, 8a, 11p は郭清を省略してもよい）

3領域：頸部＋縦隔＋腹部を郭清した場合（2領域に, 頸部リンパ節を加える）

註1）頸部リンパ節郭清は No. 101, 102, 104 を含む両側を郭清するが, No. 102 は省略してもよい。ただし, No. 101 は胸部郭清に含まれる場合もある。

註2）非典型的な郭清（例えば分割手術等で特定の領域を郭清）をしたときは郭清領域を記載する。

　　　例：縦隔＋頸部リンパ節郭清（2期再建で腹部を郭清しないとき）

（日本食道学会編：臨床・病理　食道癌取扱い規約第 12 版. より引用）

1 内視鏡治療

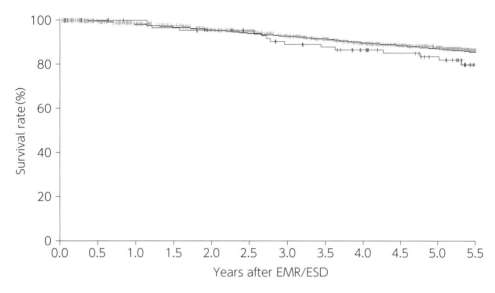

— Total(n=1,431) ── Complete resection(n=1,341) ── Incomplete resection(n=90)

	\multicolumn{5}{c}{Years after EMR/ESD}				
	1	2	3	4	5
Total	98.5%	95.5%	92.4%	89.0%	87.1%
Complete resection	98.4%	95.6%	92.6%	89.2%	87.3%
Incomplete resection	100.0%	95.2%	88.9%	86.2%	83.1%

Survival of patients treated with EMR/ESD

〔Watanabe M, et al；Comprehensive registry of esophageal cancer in Japan, 2014, Esophagus. 2022；19：1-26. より引用〕

X

附

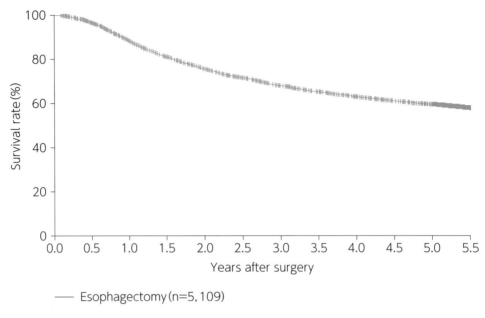

— Esophagectomy (n=5, 109)

	Years after surgery				
	1	2	3	4	5
Esophagectomy	88.2%	75.5%	68.1%	62.9%	59.3%

Survival of patients who underwent esophagectomy

〔Watanabe M, et al；Comprehensive registry of esophageal cancer in Japan, 2014, Esophagus. 2022；19：1-26. より引用〕

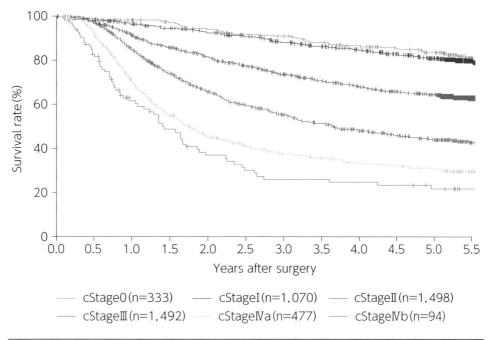

	Years after surgery				
	1	2	3	4	5
sStage0	97.8%	93.7%	90.8%	85.9%	83.4%
sStageI	96.3%	92.2%	87.9%	84.4%	80.6%
sStageII	91.0%	81.0%	73.4%	67.9%	64.2%
sStageIII	84.8%	65.5%	55.0%	47.8%	43.8%
sStageIVA	70.3%	45.3%	37.6%	33.1%	30.4%
sStageIVB	61.4%	36.6%	25.7%	24.4%	21.5%

Survival of patients who underwent esophagectomy according to the clinical stage(JES 10th)

X

附

〔Watanabe M, et al ; Comprehensive registry of esophageal cancer in Japan, 2014, Esophagus. 2022 ; 19 : 1–26. より引用〕

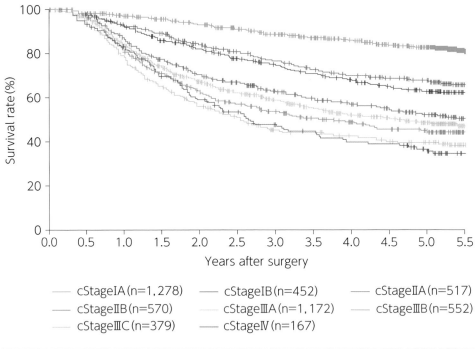

	Years after surgery				
	1	2	3	4	5
cStageIA	96.7%	92.7%	88.2%	85.5%	82.4%
cStageIB	91.9%	81.8%	74.4%	67.8%	62.6%
cStageIIA	86.0%	70.3%	62.4%	56.6%	52.0%
cStageIIB	92.5%	83.9%	76.4%	69.8%	67.5%
cStageIIIA	83.8%	66.8%	58.7%	51.7%	48.1%
cStageIIIB	80.8%	62.7%	53.4%	48.5%	44.3%
cStageIIIC	78.1%	56.0%	45.1%	42.2%	39.1%
cStageIV	82.8%	58.9%	47.7%	39.4%	35.4%

Survival of patients who underwent esophagectomy according to the clinical stage(UICC TNM 7th)

〔Watanabe M, et al；Comprehensive registry of esophageal cancer in Japan, 2014, Esophagus. 2022；19：1-26. より引用〕

第1版～第4版ガイドライン委員会

第1版　食道癌の治療ガイドライン作成委員会
委員長　杉町　圭蔵
委員　　安藤　暢敏　　井手　博子　　桑野　博行　　佐藤　博信
　　　　鶴丸　昌彦　　西尾　正道　　吉田　操

（五十音順）

第2版　食道癌診断・治療ガイドライン検討委員会
委員長　桑野　博行
副委員長　西村　恭昌
委員　　大津　　敦　　加藤　広行　　北川　雄光　　玉井　拙夫
　　　　藤　也寸志　　松原　久裕

（五十音順）

ガイドライン評価委員会
委員長　安藤　暢敏
委員　　有馬美和子　　石倉　　聡　　宇田川晴司　　安田　卓司

（五十音順）

第3版　食道癌診断・治療ガイドライン検討委員会
委員長　桑野　博行
副委員長　西村　恭昌
委員　　小山　恒男　　加藤　広行　　北川　雄光　　草野　元康
　　　　島田　英雄　　瀧内比呂也　　藤　也寸志　　土岐祐一郎
　　　　猶本　良夫　　松原　久裕　　宮崎　達也　　武藤　　学
　　　　柳澤　昭夫

（五十音順）

協力者　阿久津泰典　　河村　　修　　佐伯　浩司　　宗田　　真
　　　　竹内　裕也　　千野　　修　　中島　政信　　根本　建二
　　　　宮田　博志　　宮田　佳典　　山辻　知樹　　萬　　篤憲

（五十音順）

ガイドライン評価委員会
委員長　平井　敏弘
副委員長　山田　章吾
委員　　有馬美和子　　安藤　暢敏　　石倉　　聡　　宮田　　剛
　　　　森谷　卓也　　門馬久美子　　安田　卓司

（五十音順）

154

索 引

155

食道癌診療ガイドライン 2022 年版

2002 年 12 月 25 日　　第 1 版（2002 年 12 月版）発行
2007 年 4 月 10 日　　第 2 版（2007 年 4 月版）発行
2012 年 4 月 10 日　　第 3 版（2012 年 4 月版）発行
2017 年 6 月 20 日　　第 4 版（2017 年版）発行
2022 年 9 月 24 日　　第 5 版（2022 年版）第 1 刷発行
2023 年 4 月 1 日　　　　　　　　　　　　第 2 刷発行

編　集　　特定非営利活動法人　日本食道学会

発行者　　福村　直樹

発行所　　金原出版株式会社
　　　　　〒113-0034 東京都文京区湯島 2-31-14
　　　　　電話　編集　（03）3811-7162
　　　　　　　　営業　（03）3811-7184
　　　　　FAX　　　　（03）3813-0288
　　　　　振替口座　00120-4-151494
　　　　　http://www.kanehara-shuppan.co.jp/

©日本食道学会, 2002, 2022
検印省略
Printed in Japan

ISBN 978-4-307-20453-8　　　　　　　　印刷・製本／三報社印刷㈱

WEB アンケートにご協力ください

読者アンケート（所要時間約 3 分）にご協力いただいた方の中から
抽選で毎月 10 名の方に図書カード 1,000 円分を贈呈いたします。
アンケート回答はこちらから ➡
https://forms.gle/U6Pa7JzJGfrvaDof8